名医が教える
病気の見つけ方

匠の技術と高度先進医療との融合

医学博士
掛谷和俊 著

弘文堂

まえがき

「人生100年時代」といわれています。

2017年9月に厚生労働省が発表した100歳以上の高齢者の数は6万7824人でした。調査が開始された1963年に153人であったことを考えると、この50年余の間に何と443倍強の増加があったのです。この事実自体は大変喜ばしいことで、その背景に日本の医療水準の著しい向上があったことを誇るべきでしょう。

ところで、この100歳の長寿のお祝いに政府から贈られる純銀製の銀杯が、2016年度から銀メッキ製に変わったというニュースをご記憶の方も多いと思います。私には「正にシンボリックな」と思われる出来事でした。長寿が文字通り「寿」であるのは、高齢者の方々が100歳を超えてなお日々健康で明るい生活を送っていればこそ、すなわちメッキではなく無垢のシルバーであればこそではないでしょうか。

日本人の寿命が伸びたといっても、病に苦しむ人は決して減ってはいません。命にかかわる病気も数多くあります。ですから健康長寿のためには、病気になってしまってから治療を始めるのではなく、まずは病気になりにくい心身を作ることが重要であり、そして手遅れにならないように早期発見・早期治療することで病気を芽のうちに摘み取ることが大事なのです。私が本書で皆さんにお伝えしたいのはこのことです。

私が今の半蔵門にメディカルオフィスを開設して早や20年を超えますが、患者さんには「100歳まで面倒を見ます！　元気で行きましょう！」とつねづね申してまいりました。その経験からして、完璧なメディカルチェックを受けている方々はお元気で、もうすぐ100歳に迫る勢いです。

厚労省の2016年の「人口動態統計」では、日本人の死因の第1位は「悪性新生物」すなわちがん、次が心疾患、第3位が肺炎、そして脳血管疾患、老衰と続きます。

がんはたしかに恐ろしい病気で、長年にわたり日本人の死亡原因の第1位であり続けています（上の統計では死亡数で37万2986人、死亡総数の28.5％）。しかしがんを不治の病だとして恐れるのは一昔も二昔も前の感覚です。早期発見・早期治療が徹底されればがんを過度に怖がる必要はありません。私の専門である胃がんや大腸がんの患者さんの8割〜9割はがんが完全に治って普通に元の生活に戻っておられます。

私はこれまでに年間で5000〜1万例の胃・大腸の内視鏡検査・治療を行い、その累計は20万例超に達しています。この長年の臨床経験からいえることの第一は、「予防にまさる治療はない」という事実です。日常生活に注意をはらってがんにならないようにする一次予防、がんになっても早期発見・早期治療で対応する二次予防、すなわち予防医学の考え方こそが大事なのです。

残念ながら、わが国の健康保険制度では「病気になってから治す」ことに医療資源の多くを投入するのがメインストリームとなっていて、予防医学にお金をかけるという流れはまだまだ弱いのが現状です。

いざ病気になったとき、患者さんが適切かつ高度の治療を受けられることももちろん重要ですが、「症状が現れてからでは遅い、手遅れになる」という病気も少なくありません。病気にならないように、あるいは病気になっても早期に発見できるように、日頃から生活改善を徹底したり、適切な検査を受けたりする予防医学の領域に資源を使うことも重要なのです。日本の医療にあっては、この予防と治療の比率を改めることが急務であろうかと考えます。そのために、医療の最先端で多くの患者さんと接触している私たち医師が声を上げていかなければならないと考えています。

私のクリニックでは、上部消化管内視鏡検査（咽頭・喉頭・声帯から食道・胃・十二指腸）と下部消化管内視鏡検査（肛門から直腸・結腸・盲腸までの全大腸と小腸の一部）を行っていますが、同時に厳密な病理組織検査や詳細な血液検査、頸部・心臓・腹部・乳腺（女性）の超音波検査などを実施しています。さらに患者さん一人ひとりの生活習慣やご希望に配慮したテイラーメイドの人間ドックを提案し、信頼すべき専門の医師や検査技師と連携して頭部ＭＲＩ・ＭＲＡ検査、胸部ＣＴ検査、腹部ＣＴ検査、腹部ＭＲＩ・ＭＲＣＰ検査、婦人科（子宮・卵巣）ＭＲＩ検査、乳房ＭＲＩ検査、前立腺ＭＲＩ検査、心臓冠動脈ＣＴ検査などを実施しています。そして、私の専門外の病気を発見した場合は、各分野の技術的な第一人者に紹介して良好な治療効果を得ています。ちなみに、がんを検査する方法のひとつとしてＰＥＴ検診（Positron Emission Tomography＝陽電子放射断層撮影）がありますが、これは被曝量が多いので、行うことをお勧めしません。ＰＥＴ検診は、がんの転移を見つけたり、ステージを決めたりするのには有効ですが、小さながんを発見できないのです。

これらの経験にもとづき、私は本書で、自分の専門である消化器の病気とその予防について詳しく解説し、そこからさらに進んで、脳や心臓といった循環器系の病気、肺の病気、男性であれば前立腺、女性であれば子宮や乳房の病気など、私たちの健康・長寿をおびやかす多くの厄介な病気についても、知るところを述べてみようと思います。そして私が自身の臨床の場で遭遇したこと、目配りしている問題を中心に、そこから他科の信頼すべき専門家といかに連携してゆくかの例をあげてみます(*)。

病院を選ぶのではなくドクターを選ぶことが失敗のない最適な医療を受けるコツです。よく「良い病院を教えてください」と聞かれますが、これは大きな間違いです。医療を行うのは医師であり病院ではないのです。病院からその医師がいなくなるとその病院のレベルは大きく低下します。だからアイドルの追っかけと同様に医師の追っかけをすべきだと思います。もちろん名医の教育でしっかりとした後継者が残っていることもありますが、残念ながらまだこれは稀なケースです。ましてや下手な医師の指導で育った医師が後を継いでいるなどというのは最悪です。家から近いなどという理由で病院を選ぶのはもってのほかといえます。

本書をお読みになった皆さんが、わが国の医療制度のなかで予防医学の占める比重を向上させることがいかに重要であるかを理解され、大きな流れを作り出して下さることを願っています。

私たちの健康で明るい未来のために。

２０１８年5月

掛谷　和俊

＊　私が南和友博士とともに監修に当たった『ＭＥＤＩＣＡＬ ＤＩＡＲＹ（メディカル手帳）第3版』（２０１８年12月末刊行予定）には、これらのスーパードクターご自身による治療法についてのコメントが載っていますので、参考にしてください。

目次

第1章　がんを早く見つける

がんには症状が〝無い〟

●皆さん誤解していませんか？

私たちの健康・生命をおびやかす病気は数多く存在しますが、たいていの人がその筆頭にあげるのががんであることは間違いないようです。なぜがんは恐れられているのでしょうか。

皆さんは、健康に関するテレビ番組や書籍などでしばしば、「がんの症状は……」とか、「この病気の症状は……」といったコメントを目にされていることと思います。

しかし、私はここで、真実をご存じない方々のために、警告の意味を込めて申し上げたいのです。

初期のがんには、症状が無い！

がんには症状が〝無い〟――これこそが、紛れもない真実なのです。だからがんは怖いのです。

私は外科医として医師のキャリアをスタートさせました。さまざまな手術を手掛けましたが、残念ながらどんなに一所懸命になって、全力を尽くしても、手術では助けられないケースがありました。また、完璧に手術を終えたと思ったのに、その後がん細胞が転移してしまったこともありました。

このときに私は、病気の早期発見・早期治療がいかに大切であるのか、身をもって実感しました。その後さらにさまざまな修業や経験を重ねて、内視鏡医として仕事をしている現在があります。その現在の視点からいえることがひとつあります。それは「**がんを恐れず、あなどらず**」をモットーにしようということです。

●なぜがんには症状が無いのか？

それにしてもなぜ、がんには症状が無いのでしょうか。

がんは、神経がある箇所に侵入（浸潤といいます）、転移しない限り、もしくは、お腹をつきやぶって（胃や腸の壁をつきやぶって）その姿を現さない限り、私たちがその症状を知ることはできません。ところが、この段階にまで至ったがん細胞は、すでに大きく成長し、病状はかなり進行し、多くの場合、治療が不可能な状態となっています。これに対して、ごく早期のがんではまったく症状が出ないのです。

その意味で、「**治るがんには症状は無い**」ということができるのです。

一方で、他の病気を疑い、検査をしていくなかで、偶然がんが見つかることもあります。たとえば、胃潰瘍の検査をしていて、偶然胃がんがわかったというケース。あるいは、喉《こう》頭異常感症《とういじょうかんしょう》という、ストレスなどの心理的要因で、喉がつまったり、つかえたりするような感じがする病気を診察していて、たまたま喉頭がんが見つかるというケース。あるいは、腸炎による下痢や低繊維食などの食事が原因の便秘などが続き、便通の異常から内視鏡検査を行い、大腸がんと判明したケースなど……。

多くのがんは、初期の段階では症状が無く、がんによる症状が表面化してからでは手遅れです。さらには、表面化する以前に、症状が出ないまま命を落としてしまうケースも数多くあります。

●がんを早期発見するために

だからこそ、まずは**症状が出る以前に、定期的な検診を受けることを、何よりも優先しなければなりません。**

現在の日本の検診制度は間違っているのではないか、と思うことがあります。企業にしても、各自治体にしても、単に法令で定められているから検査を行うだけであって、本来そこにあるべき国民の存在が見えないのです。

たとえば国家の医療費などを見ても、すでに手遅れの患者さんに対して、何千万円もの抗がん剤が使われています。私はそれよりも、予防医学にお金を使うことの方が、はるかに有益であると思うのです。

以下、私の専門とする消化器の内視鏡検査を中心に、がんの早期発見に役立つ検査について考えてゆきます。その前にまず、最近注目されている血液検査や遺伝子検査によって、がんの早期発見がどこまで可能なのかについて、簡単に述べておきます。

●血液検査で早期発見できるがんは少ない

体液（主に血液）中の腫瘍マーカーの値を観察してがんの早期診断に役立てようとする検査がいろいろ試みられています。腫瘍マーカーというのは、がん細胞がつくりだす独特の物質（主にタンパク質やペプチド）、またはがん細胞に対して人体が反応して作る物質のことです。この物質の血中や尿中の濃度を測定すれば、がんの存在およびその種類を知る手がかりとなり、また、がんの大きさや転移などの進行度なども推定できます。

〝腫瘍マーカー〟は、それぞれのもつ抗原の性状から、以下の4つに分類されています。①**がん胎児性抗原**――本来は胎児期に存在する成分ですが、細胞のがん化により、再び産生されるようになったもの。②**がん関連抗原**――がん細胞の遺伝子異常や代謝の変化などによりつくり出されるもの。③**酵素**――細胞のがん化により、本来の酵素とは異なる酵素がつくり出されるもの。④**ホルモン**――ホルモン産生臓器にがん細胞ができる場合と、元来はホルモンを産生しない臓器にがん細胞ができる場合があります。

しかし、がん以外の要因で高値を示す場合や、がんが存在しても正常な値を示す場合もあり、これだけで確定診断とすることはできません。というのも、**多くの腫瘍マーカーはがん細胞がかなり大きくなったり、血管やリンパ管のなかに入り込んでリンパ節や肝臓、肺、骨、腹膜などに転移したりしないと上昇しません。**すなわち、半ば手遅れ状態でないと異常値にならないのです。したがって、「血液検査で異常がない」からといって安心してはいけないのです。しかも、この腫瘍マーカーの〝正常値〟は、たくさんの人（正常な人、および対象となるがん患者さん）の、体液（血液）などの測定値を元にして決められています。なかにはがんが存在しないにもかかわらず〝腫瘍マーカー〟の値が高くなるケースもあり、一方で、がんが存在するにもかかわらず〝腫瘍マーカー〟の値が高くならない人もいます。

その例がＣＥＡとＣＡ19‐9という名の腫瘍マーカーです。ＣＥＡはがんがなくてもタバコを吸うと上昇することが多く、ＣＡ19‐9は子宮内膜症や子宮付属器の炎症などでも上昇します。このような場合、数値に一喜一憂するのは愚の骨頂です。がんが在るか無いかの見極めは、時間をおいて再度採血することです。複数回の検査で数値が上下しているようであればまずがんは存在しません。しかし、持続的に上昇するようであれば要注意です。

もっとも、腫瘍マーカーの値はがんの再発や転移の発見には役に立ちますから、がんの手術後に定期的に測ることは必要です。これにより早期に再発を発見でき再手術や放射線治療などの対策を講じることができるのです。

こうしたなかで唯一、**腫瘍マーカーで早期発見が可能ながんがあります。それが、前立腺がんで、その腫瘍マーカーがＰＳＡ（prostate specific antigen＝前立腺特異抗原）です。**これについては後述する前立腺がんのところで詳しく述べたいと思います（160頁）。

また、**肝臓がんの腫瘍マーカーであるＡＦＰ（α‐フェトプロテイン）やＰ－ＶＫＡⅡも比較的早期に上昇**し、肝臓がん自体が転移しにくいがんであることもあり、治癒可能な大きさでがんを発見でき、早期発見に有効な数少ない検査といえます。

●最新のDNA、RNA検査について

最近話題を集めている遺伝子検査についてですが、医科学の急速な進歩によりiPS細胞や遺伝子医療に対する研究が数多くなされ、実際に臨床応用されてきています。

まず、DNAに関する検査ですが、乳がんにおけるBRCA1遺伝子もしくはBRCA2遺伝子がよく知られています（詳細は乳がんの項〔150頁〕で述べます）。アメリカの人気女優のアンジェリーナ・ジョリーさんがこの検査の結果を受けて乳房を切除したことで皆さんもご存じかと思います。この検査はがんの多い家系の方はぜひ受けてみる価値はあると思います。

もうひとつ、家族性大腸腺腫症（FAP：familial adeonomatous polyposis）が原因の大腸がんにおけるAPC遺伝子検査もあります。

この2つはいずれも、がんの発生する確率が高いということで、予防をするうえでよい参考になります。しかし、現時点では、信頼できる遺伝子検査はそれほど多くはありません。

民間企業による非常に高額なＤＮＡ検査がさまざまに行われていますが、いずれもがんの存在を示すものではありません。なかにはいたずらに不安を掻き立てるものもあって、感心できません。過度に惑わされないようにしてください。

さらに、最近注目されてきているＲＮＡ関連では、「血液一滴でさまざまながんが初期のうちに検出できる」というふれこみでテレビや雑誌などで盛んに宣伝されているマイクロＲＮＡ（ミアテストともいう）という検査があります。これはがん細胞から分泌されるごく微量のＲＮＡの小さなかけらを検出しがんの早期発見に役立てようとするものです。私も理論的に非常に納得したので、いち早く臨床の場に取り入れて検討しました。数百人にも及ぶ検査を行い検討しました。その結果、**今の時点ではテレビや大衆雑誌でもてはやされているような奇跡の検査法などではまったくなく、臨床に役立つとはお世辞にもいえないものでした。**

具体的には進行がんがあるにもかかわらず検査結果が陰性であったり、何もないのに陽性を示したりすることが非常に多いことがわかり、検査機関には改善を要求しているところです。実際に公に報道される際には、ごく簡単にさらっと目立たないように「5年以内に実用化の見込みです」といっているではありませんか。「血液一滴でさまざまながんが初期のうちに検出できる」という言葉があまりにも強調され、報道されているのです。**現時点では、内視鏡検査、そして超音波検査・CTスキャン・MRI検査などの画像診断に勝る検査法はないことを熟知しておくべきです。**

研究機関が予算の確保に躍起になり、不完全なままでの臨床応用とメディアでの宣伝により患者さんの期待を大きくするという手法はいかがなものかと思います。かえって検査の信頼性を落とすことになるという警鐘を鳴らしておくべきであると考えます。最近、一流研究機関でも不正論文により優秀な研究者がその権威を失ってしまうケースが目立ちます。現にあの有名なノーベル賞学者の研究所でも起こってしまいました。研究機関を支援する会社も腰を落ち着けた研究がなされるように我慢してサポートしてほしいものです。そのほうが最後には利益を生むのではないでしょうか。

私は、たくさんの世界的な超一流を極めた恩師の方々からの教えで、自分自身のデータがいかに大切かということを学びました。したがって、他人の出したデータを丸のみせず、自分自身のデータと経験を必ずもつべきだという信念をつねにもって医療を行ってきました。新しい検査においてはとくにそういう考え方をもつことが必要だと思います。

●内視鏡検査と画像診断とは根本的に違う

内視鏡検査というのは、直接実物を、しかもカラーで、見ることができる検査です。したがって細部の小さな所見もミリメートル単位で情報が得られるわけです。また細胞を採取して病理検査を受けることによって確定診断が可能なのです。

これに対して、エコー（超音波検査）や、CT、MRI、PETといった画像診断は、肝臓がんやすい臓がん、肺がんやさまざまな部位の悪性腫瘍を見つけるのに有効な検査ですが、あくまで放射線の映し出した影を見る検査なのです。たしかに内視鏡の届かない場所を検査するには画像診断に頼るしかありません。その場合大きな病変では簡単に悪性と診断されるケースが多いのですが、しかしながら画像診断では小さい病変で悪性か否かを判断するのは非常に難しく、時間を追って病変の大きさや形が変化していくのを見るしかないのです。悪性の場合では短期間に大きくなるのでその変化を見ることが重要な診断手法となります。したがって、小さながんをその場で診断できるかどうかという点では、まったく内視鏡検査に及びません。

きちんとした内視鏡検査を受けて問題がなければ、少なくとも1年は安心できますが、画像診断で何も見つからなかったからといって、1年間安心するのはやはり早計です。とくにすい臓がんの場合は半年に1回、場合によっては3か月に1回の検査が必要になります。すなわち**画像診断では経時的な変化を見ることが非常に重要なのです。**

このように内視鏡検査と画像診断との特徴をよく理解した上で検査を受けることが大切だと思います。

胃腸内視鏡検査のすすめ

胃がんにしても大腸がんにしても、初期のがん、100％完治可能ながんは、いわゆる〝粘膜のがん〟（粘膜内がん）と呼ばれるものです。粘膜には神経がありませんから、痛みを感じません。がん細胞が粘膜の下や筋肉の下まで潜った場合には、症状が出ることがありますし、あるいは症状が全然出ないこともあります。

結局、腹膜を突き破ってお腹のなかに散らばらないと、がんの症状は出ませんし、そのときには、もはや100％手遅れの状態だといえるのです。

胃と腸の検査において、胃検診のバリウム検査だけで完璧にがんを見つけることは不可能です。また、大腸がん検診の便潜血反応（検便）で見つけられるのは、その大半が痔です。

ベストはやはり、内視鏡による定期的な検診です。

胃や腸の悪い人は、偏った食生活によって壁に穴ぼこがたくさんでき、それが動脈硬化の原因になったりします。そうした点から考えても、ひとつの病気だけでなく、その病気が他の臓器にどのような影響を与えるのかを知り、さらには、からだ全体を考えることが大切になってきます。その意味でも、胃腸の検診がいかに重要であるかを知っていただきたいのです。

胃がんの検診

まず最初にお尋ねしたいのですが、わが国において胃がんは減っているのでしょうか。実は決して減っているわけではありません。たしかに死亡者数は減っていますが、患者数はむしろ増えているのです。

つまり、早期発見が進んで治る人が増えているということで、大いに喜ぶべきことではありますが、味噌や醤油など、塩分を多く含む調味料を使う食生活が関係して、いまも日本人に胃がんが多いという点は変わっていないのです。死亡者数が減っているからといって胃がんの検査を受けなくてよいことにはなりません。

胃がんは――ほかのがんもそうですが――早期のうちは症状が出ない病気です。がんが大きくなって胃の入り口や出口をふさいでしまったために、胃の痛みや胸やけを感じたり、「食事がのどを通らない」と訴えたりする患者さんはいますが、かなり進行していてもまったく自覚症状がないことも少なくないのです。「症状が無いのだからがんなどありえない」「がんだとしてもごく早期だろう」などと、十分な検査も受けずに勝手に判断することは禁物です。

●無視できないバリウム検査による放射線被曝

ところで、胃がんの検査として現在広く一般に行われているのは胃バリウム検査ですが、この検査による被曝線量が意外に多いことをご存じでしょうか。

直接撮影（大きなフィルムで撮影する方法）の場合で15～25ミリシーベルト（放射線量の単位。1ミリシーベルトは1シーベルトの1000分の1）、間接撮影（健診車による小さなフィルムで撮影する方法）で20～30ミリシーベルトになります。胸部X線写真の被曝量が0・1ミリシーベルトといわれていますから、胃バリウム検査では、何と胸部X線写真の150〜250倍の被曝を受ける計算になります。

ちなみに、世界で平均すると、人体は年間およそ2・4ミリシーベルトの自然放射線につねにさらされているのだそうです。

レントゲン線は、遺伝子の本体であるDNAを傷つける作用があり、傷ついたDNAが原因で発がんするには1回の被曝量が50〜200ミリシーベルト（広島・長崎のデータ）といわれています。ですから、1回の胃バリウム検査で発がんすることはありませんが、**毎年胃バリウム検査を受けると、DNAが徐々に傷ついて発がんに至る可能性は否定できません**。

また、飲んだバリウムがお腹のなかで固くなり、排出時に痛みを伴ったり、痔が悪化したり、ひどい場合には腸につまり腸閉塞を起こして手術が必要になることもあります。

さらに、レントゲン（バリウム検査）で撮影した胃は、いってみれば平面の影絵と同じで、見つけることができないがんが多いのが道理です。

最近登場した、CTスキャンで胃腸をスキャンしてコンピューターで三次元的に描写する仮想内視鏡検査についても同様で、平坦な病変は見落とされ、さらに被曝線量が甚大であり、もってのほかといえます。

●PET-CT検査・MR-PET検査について

全身のがんを早い段階で見つけられるというふれ込みで「ポジトロン断層（PET）」検診を受ける人が増えています。しかし、結論から申し上げると、PET検診だけで早期発見ができると思ったら大間違いだということです。

PETというのはどういう検査かというと、放射性物質で光るように処理をしたブドウ糖（FDG）を体内に注射すると、がん細胞は大量のブドウ糖を消費する性質があるので、体外から撮影すると、がんのある場所だけ光って映し出される形になります。ところが、原理からいうと、ブドウ糖を多く消費しているところに集まりますから、がんではない炎症など、ブドウ糖を多く消費するものなら何でも光って映ってしまうわけです。

また、たとえがんでも、ある程度大きくならなければブドウ糖が集まりません。とくに5㎜以下の大腸ポリープなどはPETではわからないといわれています。

さらに被曝線量が多く**PET-CT検査ではこれは地上で暮らす日本人一人あたりの年間自然放射線被曝線量2・4ミリシーベルトの2倍から3倍浴びることになり、**毎年となると非常に危険と思われ、この点からも毎年の検診としては不向きだといえます。

最近ＰＥＴ‐ＣＴ検査ではなく、ＭＲ‐ＰＥＴ検査といって、ＣＴの代わりにＭＲＩを用いる検査だと放射線被曝の心配がないといわれるのを耳にしますが、**ＭＲ‐ＰＥＴ検査もやはり放射性物質ＦＤＧ（約１８５メガベクレル）を体のなかに注射します。１回の被曝量は約２・３ミリシーベルト**で年間自然放射線被曝と同程度であり、毎年となると無視できない量です。しかも内部被曝であり、周囲に放射線をばらまくので検査後はしばらく小さいお子さんなどには近づけません。ＭＲＩだからといって安心しないようにしてください。

●やはり内視鏡検査が一番

私のクリニックを訪れたある患者さんの例です。ほんの1か月前にほかの検査センターでバリウム検査を受け、「異常無し」の診断を得ました。ところが、私のクリニックで内視鏡検査を行ったところ、進行性の胃がんが見つかったのです。

もちろん、バリウム検査で異常がないにもかかわらず内視鏡で初期のがんが見つかることは日常茶飯事です。初期のがんは90％以上がバリウム検査では発見されないのです。バリウム検査で初期の胃がんが見つかったというケースは、胃ポリープや胃潰瘍で要内視鏡検査になり、その結果としてまったく違う場所に初期のがんが見つかるという場合がほとんどです。

●間違いのない内視鏡検査とは？

しかし胃内視鏡検査も、ただすればいい、眠ってやって楽であればいい、というものではありません。

胃の内視鏡検査の場合問題となるのは、いかに見落とし無く、より早期に発見するかなのです。私はほとんどのがんを5㎜以下で発見することをめざして検査しています。というのはこの大きさで発見すれば100％お腹を切らずに口から内視鏡で切除することができるからです。**胃がんはその極初期には、表面上まったくフラットで、わずかな色の違いや表面模様の小さな変化しかなく、大腸がんのようにポリープ状になることはきわめて稀です。**したがってその発見は非常に困難です。高度に神経を集中して検査を行わなければ見落としてしまいます。

そのためには最高解像度の最新式内視鏡を用いるのはいうまでもなく、内視鏡のメンテナンスをしっかりして、画面が粘液で曇らないようにレンズをコーティングし、つねに明確に見える状態にしておくことが必要です。また、胃のなかには粘液や消化液があり、これが粘膜に付着して観察を妨げます。したがって、私の使っている内視鏡は先端から水を消防車のホースみたいに噴射でき、粘液を短時間で有効に除去できるようになっています。

もちろん検査時に患者さんが苦しくてゲェゲェゲェいうような検査はもってのほかです。ゲェといった瞬間に胃が縮んで襞《ひだ》の間に病変が隠れてしまいます。軽く眠った状態で胃を十分に膨らませて見ることは必須です。最近流行となっている経鼻内視鏡についても、鼻から内視鏡を入れますが、結局は喉を内視鏡が通るので覚醒した状態では苦しみがありますし、そればかりか鼻のなかを通りますので粘膜を傷つけて鼻血が出たりする合併症があるためお薦めできません。

ところで、がんは非常に個性豊かな顔をもっています。がんを見つけるのは、大勢の人のなかから犯人を見つけ出すのと同じことなので、犯人の顔を知っていなければ見つけられません。したがってがんの〝顔〟を数多く見ていないと発見できません。つまり、一流の内視鏡医になるためには優れた指導者のもとで数万人の検査を経験している必要があります。要するに、胃内視鏡検査中にいかに間違いなく観察ができるかが重要なのです。

東京都内のある有名な病院が面白い研究を発表しました。あらかじめ胃がんとわかっている患者さんに同意を得て、若い医師にもう一度胃内視鏡検査を行わせたところ、30％以上の見落としが判明したというものです。私自身行った研究データは無いのですが、このデータは私の経験上からも信頼できるものだと思われます。

大腸がんの検診

近年は、大腸がんを発症する人がとくに増えています。

●便潜血反応検査の限界

大腸がんの検査として一般に行われているのは便潜血反応による検査、つまり検便ですが、この検査では、まずがんは見つかりません。というのも、この検査自体、完全なものではないからです。

たとえば、便潜血反応で陽性反応だった人に全大腸内視鏡検査を行ったところ、ごく初期のポリープがんも含めて全体の5・1％の人にがんが見つかりました。100人中5人にがんが発症していた計算になります。

同様に、陰性反応が出た人に全大腸内視鏡検査を行ってみましたが、陰性だったにもかかわらず、全体の1・9％にがんが見つかりました。

なぜ、便潜血反応の場合、このように正確な検査結果が出ないのでしょうか。

理由としては、次のような要素が考えられます。①痔、②胃潰瘍、③生理、④歯茎からの出血、などです。こうした要因によっても検査結果が陽性に出ることがあります。

また、便潜血反応では、がんである場合でも、出血していなければ陰性になります。かなり進行した大腸がんではがんから出血して便潜血反応が陽性になることがありますが、初期の大腸がんの場合はほとんどの場合、がんからは出血しません。また、**進行した大腸がんでも盲腸や上行結腸などの上位に位置するがんでは、便が水のように軟らかいため**（小腸で消化吸収された残りの便の水分吸収は大腸で行われるので、小腸から大腸に入ったばかりの便は水様です）**出血は見られません**。便が硬くなって初めてがんの先端を便が擦ることによってがんからの出血が起こるのです。

●熟練の技が要求される大腸内視鏡検査

こうして早期がんの約40〜50％、進行がんの約10％が見落とされているといわれています。そのためにも内視鏡による検査が必要とされるのです。

大腸に内視鏡を挿入することは、高度な技術が要求されます。しかし、その難しさゆえ、未熟な医師では奥に挿入することのみに熱心になって大腸の病変に集中した十分な検査が行えず、ポリープやがんを見落としてしまうケースが数多くあります。毎年大腸内視鏡検査をしていたのに手遅れの大腸がんになったというのは明らかに見落としです。**大腸はくねくねと曲がりくねっているばかりでなく襞が非常に深くてその裏側に10㎜くらいのがんであれば平気で隠れてしまいます。**

あくまでも大腸検査とはポリープやがんなどの所見を見つけることが目的であり、盲腸までスコープを挿入することが目的ではないのです。よく覚えたての若い医師が盲腸までの到達時間○○分などと自慢をしているのを見かけますが、このような医師が見落とするのです。

私自身も20万例以上も経験すると、その過程で見落としそうになってヒヤリとしたことも少なからずあったので、経験を積むごとに慎重になりました。今でも、やはり見落としが怖いので、新しい患者さんやポリープがよくできる患者さんではとくに入念に、1回の検査で往復を繰り返し、3回以上大腸を観察します。内視鏡検査には、検査医の優れた技術度・熟練度が求められるのです。

厚生労働省としても、本来であれば、内視鏡による検査を普及させたいと考えているはずです。しかし、内視鏡を上手に扱える医師の絶対数が少なく、強行すれば確実に医療事故が激増すること、また検査のすべてを内視鏡に切り替えた場合、膨大な予算が必要となること、これらが理由になって実現できない。これは、わが国の医療が抱える深刻な問題のひとつです。

●迷わず検査を！

もしも大腸がんが、便秘が原因で見つかったとしたら、事態はかなり深刻です。たとえば盲腸の周辺では、便はまだ水分を多く含んでいます。そのため、ここにできたがん細胞が仮に大きくなったとしても、便との摩擦は小さく、便は直腸に向かってスムーズに進んでいきます。ところが直腸あたりまで来ると、便は硬くなっていますから、もしもこの部分に大きながん細胞があった場合は大腸を塞いでしまい、便の通り道が狭くなってしまいます。そして、便がこの狭い箇所を抜けようとすれば、抵抗が強く便が通りにくい便秘状態になり、便が狭窄部を通り抜ける際にがんの表面部分と接触しこすれて、場合によっては出血してしまうのです。

また、大腸がんになると、下痢のような症状が出ることがあります。大腸がんが進行すると、大腸が狭くなるため便が滞り、水のような柔らかい便が少しずつしか通過できないため、少しずつ数回に分けて便意をもよおすような症状が見られるからです。これを、下痢と勘違いしてしまうわけです。

便秘になったり、下痢が続いたり、あるいは便秘と下痢を繰り返したり、便に血液が混じっているなど出血を確認したりした場合は、迷わず検査を受けましょう。

第2章 詳しく知ろう！ 消化器のがん

はじめに私の専門とする胃がんと大腸がんを中心にお話しします。

たとえば、「胃のあたりが痛いのだけど、がんじゃないでしょうか？」と心配顔でお尋ねになる患者さんが少なからずいらっしゃいます。前述のように、実はがんに関しては、相当進行しない限り症状は出ません。繰り返しますが、がんには症状が無いと思ったほうがよいくらいです。だからこそ、症状の無い早期のうちに見つけることが何よりも大切なのです。

胃がんと胃の病気

油断できない胃がん

胃がんになっても治る人が増えた、というのは一面の事実です。しかし私が胃がんを見つけた人の10％ぐらいは、残念ながら見つかった時点で手遅れであったのもまた事実です。

死因としても決して少ない数ではありません。２０１６年（平成28年）の厚生労働省の人口動態調査の死因分類では、呼吸器のがん（7万３８３８人）に次ぐ第2位が胃がん

（4万5531人）です。ただし、結腸のがんと直腸のがんを合わせると大腸がんの合計は5万99人となって、こちらが2位になります。いずれにしても、胃がんによって亡くなる人の数は少なくないのです。

●早期がんか？　進行がんか？

ここで問題になるのが、早期がんか進行がんかという区別です。これは胃の壁のどの層までがんが達しているか（深達度といいます）、およびリンパ節や肺、肝臓などへの転移の有無で判定するのです。

少し専門的になりますが、胃の壁（厚さはおよそ7～8㎜）は内側から、粘膜層、粘膜筋板、粘膜下層、固有筋層、漿膜下層、漿膜の6層から成っています。**この壁の一番浅い粘膜層から粘膜下層までしかがんが達していなければ「早期がん」、固有筋層より深いところまで及んでいると「進行がん」と区別されるのです。この場合、大きさは関係ありません。あくまで深さなのです。**がんが固有筋層以下に及んでいると、胃の近くのリンパ節やほかの臓器への転移も考えなければなりません。

進行が早いがんかそうでないかを見極めるためには、がん細胞の組織のタイプを調べることも重要です。専門的には分化型と未分化型と区別するのですが、私は患者さんに説明する際、前者を「もっこり型」、後者を「ぱらぱら型」と呼ぶようにしています。

もっこり型（分化型）は、組織がばらばらにならず、一つのかたまりとして大きくなっていくタイプです。一方ぱらぱら型（未分化型）は、小さいまま砂をまいたように点在して広がっていきます。

周りの正常な組織と区別できるもっこり型は比較的見つけやすいのですが、ぱらぱら型は正常な組織との境目がはっきりしないことが多いため、早い段階で見つけることがむずかしく、進行も早いのが特徴です。いわゆるスキルス胃がんも、このぱらぱら型がほとんどです。

ぱらぱら型はあっという間に進行し、リンパ節やほかの臓器に転移しやすいので注意しなければなりません。

●年齢とがんの進行は無関係

巷間「若い人のがんは進行が早く、高齢者では進行がゆっくりだ」といわれていますが、これは間違った俗説です。実際には患者さんの年齢とは関係なく、若い人のがんでもゆっくり進むものもあれば、逆に高齢者でも進行の早いタイプのがんに罹患することもあるのです。

私の患者さんではありませんが、知人の母親で95歳の方ですが、胃の幽門部（胃の出口付近）に進行がんが見つかり、2か月足らずで亡くなった方もいらっしゃいます（ただし、穏やかな最期を迎えられたと聞いています）。高齢者のがんだからといって、決してゆっくり進行するわけではないのです。

若者のがんの進行が早いというのは、その年代の方々が仕事や家事・育児に追われて定期検診も受けられず、見つかったときには手遅れになっていることが多いからではないかと思われます。一方で高齢者は体のあちらこちらに不調を抱え、医療機関を頻繁に訪れることによって、比較的早い段階でがんが発見される例が多いため、進行に時間がかかるように見えるのではないかともいえます。

あくまでがんのタイプがポイントなのですから、若くしてがんが発見されたからといって無闇に悲観することもありませんし、高齢者のがんだから進行が遅いと決めつけてもいけないのです。

●早期発見したいスキルス胃がん

スキルス胃がんは、見つかったときには手遅れであることが多く、進行の早いがんとして恐れられています。

スキルスの早期発見・早期治療は無理だという医師もいます。胃がんの約5～10％がこのスキルスもしくはスキルスに発展するがんで、ふつうの胃がんのように粘膜の表面に現れることなく胃壁のなかに広がっていくので、「バリウムによるレントゲン検査でしかわからない」という人もいます。

しかし早期のスキルス胃がんを数多く発見してきた私の経験では、本当に早期の段階は逆に内視鏡でしか見つけられないというのが実感です。バリウムで発見できる大きさになったときにはすでに手遅れということが非常に多いのです。**胃の粘膜に潜ってぱらぱらと広がっていくスキルスは、内視鏡で注意深く見ると、潜っていても表面からうっすらと黄色く見えるので、早期発見が可能です。**この段階でバリウム検査を行っても発見は不可能です。

ただし、問題は内視鏡検査を行う医師の技術と経験です。

凹凸もなく、形も不確かな早期のスキルス胃がんは、技術が高く、経験豊かな医師に

よってしか発見されません。あやしい部分に薬液を吹き付けると、色や粘膜の変化でがんであるかどうかを確認できることもあります。しかし、どういう状態がスキルス胃がんであるかをまったく知らない医師では、どんなに高性能の内視鏡を使っても発見できません。**胃がんを早期に発見するためには、優れた技術と豊富な経験をもつ医師に検査をしてもらう必要があります。そういう医師を養成することも急務だと思うのです。**

ピロリ菌とその除菌

●必ず除菌すべきか？

ピロリ菌（ヘリコバクター・ピロリ）は、ご存じのように、1983年にオーストラリアのロビン・ウォレンとバリー・マーシャルにより発見されました。彼らはこの菌が慢性胃炎や胃潰瘍の病原体であるという説を提唱したのです。さらにこの菌が胃がんの発生に関与する可能性も考えられるようになりました。

そこでピロリ菌の除菌が盛んに行われるようになったのですが、いくつか問題もありました。ピロリ菌に感染しているからといって必ず胃がんになるわけではありませんから、除菌によるデメリットも考慮しなければいけません。除菌には抗生物質を使いますから、善玉菌を死滅させたり耐性菌を生み出したりする可能性もあるのです。また、除菌によって胃酸の産生が活発になり、食道の粘膜に悪さをする（逆流性食道炎。最悪の場合食道がんにもつながる）ことも考える必要があります。

こうして除菌の是非をめぐってさまざまな議論があったのですが、**現在では除菌しないと胃がんになるリスクが高い人に対しては積極的に除菌を実施するべきであるという方向にまとまっています。**すなわち、①胃潰瘍や十二指腸潰瘍を繰り返す人、②血縁者に胃がん患者のいる人、③ピロリ菌検査が陽性で、胃の粘膜がつねに荒れていて調子の悪い人、などです。

●効果的な除菌法

現在健康保険で認められている治療では、除菌率は7割ぐらいにとどまります。人間の個体差を考えずに画一的に薬を投与しているわけですから、当然といえば当然です。体重40キロの人と100キロの人に同じ量の薬を使っています。また、お酒に強い人、つまりアルコールを分解する力の強い人は薬を分解する力も強いといったことなども勘案する必要があります。

一方で、ピロリ菌の方にも個体差があって、抗生物質が効きにくくなっている菌もあるわけです。

私のクリニックでは、こうした患者さんの個体差、菌の個体差を考慮したオーダーメイドの除菌法を実施しています。

患者さんの年齢、体重、さらにお酒すなわち薬の分解能力を考慮します。一方では、菌の薬剤感受性試験（抗生物質がピロリ菌を退治できる力があるかどうかの検査）**を実施します。**この試験には2週間ぐらいかかりますが、5種類の抗生物質のうちどれが効果的かをテストして、2種類を割り出します。こうした方法でまず99％は除菌できます。もし消えにくい場合も、菌の感受性が変わっているわけではありませんから、抗生物質の量を増やします。そうすることで99・9％の除菌成功率が得られます。抗生物質はペニシリンが中心ですが、アレルギーのある方には別の薬を使って成功しています。したがって、抗生剤アレルギーがあるから除菌治療ができないわけではないことも理解しておいてください。

除菌に失敗すると耐性菌を生み出してしまいますから、一発で消すことが大事です。他の医療機関で除菌できなかったという患者さんも来院しますが、私が行っているこの方法で除菌すれば成功します。保険適用にはならず自費診療ですが、格別高い費用がかかるというわけではありません。むしろ何回も除菌治療をするよりもかえって安くなります。

●除菌後の注意

ひとつ付け加えておきますと、**ピロリ菌を除菌したからといって、100％胃がんにならないわけではない**ということに注意が必要です。

ピロリ菌を除菌したときにすでに目に見えないレベルのがん細胞が発生していたと仮定した場合、肉眼的に発見できる大きさになるまでには5～6年程度はかかります。ですから、除菌後もとくに5、6年はきちんと経過観察をしておくことが大切です。ピロリ菌を除菌するとほとんどの方で胃の調子がよくなり、症状がないので検査に来なくなったりします。しかし、除菌後にがんが顕在化してくることはしばしばあります。したがって、除菌後しばらくの間は必ず年1回の内視鏡検査が必須です。さらに、除菌前に胃粘膜が非常に荒れていた方などは、すでに1～2㎜程度の小さながんが炎症によりマスクされて見えない場合があるので、半年後の検査が必要です。その注意期間を過ぎると、胃がんを発症する心配は減っていきます。ですから、やはりピロリ菌はきちんと除菌しておくというのが、現在の臨床にもとづく研究の共通理解です。

NSAIDsによる胃潰瘍

ピロリ菌がいない人にできる胃潰瘍の一例です。

非ステロイド系抗炎症薬（NSAIDs：Non-Steroidal Anti-Inflammatory Drugs）、すなわち**鎮痛剤、痛み止めの薬によって一晩で胃潰瘍ができるというようなことがあるのです**。頭痛とか腰痛とかの強い痛みを抑えようと、頻繁に鎮痛剤を服用している人に、突然胃潰瘍があらわれるわけです。

こういう薬を出すときには胃を保護する薬を一緒に処方するのが普通です。ただ、整形外科の先生や胃腸の専門ではない内科の先生は、レバミピド（商品名ムコスタほか）など の弱い粘膜保護剤を出すことが多いのですが、これは欧米ではほとんど使われておらず、あまり効果が認められません。

突然胃潰瘍になって出血してびっくりして胃腸科を訪れる人も少なくありません。こういうケースでは、患者さんは胃腸科に行くので、整形外科の先生方はご存じないということとなるのです。

だから私は、**知り合いの整形外科の先生には、鎮痛剤と一緒に胃を保護する薬を出すのなら、プロトンポンプ阻害薬（PPI）やH_2ブロッカーのような強い薬を、とお願いしています。**そういう要望に応えてくださる先生方もいます。

ただ、胃潰瘍の予防という形でこれらの薬を処方することは、現行の保険では認められていません。保険で認められている範囲で粘膜保護剤を出す、これだって医療費はかかります。そして胃潰瘍になって出血して入院する、大量に出血して輸血だなんだかんだというこことになれば、さらに医療費が必要になります。これは矛盾だ、おかしいと思うのです。

風邪などでも解熱鎮痛用に抗炎症剤は処方されます。一緒に胃粘膜保護剤も出されます。でも効果は疑問です。こういうときは、処方された胃薬よりも、H_2ブロッカーであるOTC（一般用医薬品）として市販されているガスター10などを飲むことをおすすめします。ガスター10を2錠飲めば、ガスター20となって処方薬と同じレベルになります。特定の医薬品を宣伝するということではなく、生活の知恵としてお伝えしておく次第です。

胃粘膜下腫瘍

胃の粘膜の下にできる腫瘍をまとめて、「胃粘膜下腫瘍」と呼びます。胃粘膜下腫瘍には、良性のものから、悪性のものまでさまざまな種類の腫瘍が含まれています。

●GIST とは?

なかでも最近話題になり、一般の方々にも認知度の高くなったのがGIST(ジスト)です。Gastrointestinal Stromal Tumor の略で、消化管間質腫瘍ともいわれます。それほど質の悪くない悪性腫瘍と考えてもよいと思います。

胃や腸などの消化管の内側は粘膜におおわれており、その下に筋肉層があるのですが、その筋肉層にある「カハール介在細胞」の前駆細胞(カハール介在細胞の元になる細胞)が異常に増殖し、腫瘍化したものがGISTです。カハール介在細胞というのはスペインの高名な神経組織学者カハール(Santiago Ramon y Cajal 1852-1934)が発見したことで名づけられた細胞です。

ＧＩＳＴの悪性度はさまざまであり、悪性化の基準となる臨床病理学的因子は、５㎝以上の腫瘍径、周囲臓器浸潤、血行性転移（ほとんど肝臓）、腹膜播種（腫瘍破裂）、顕微鏡下強拡大の50視野当たり5個以上の腫瘍細胞分裂像数、です。これらのうち１つ以上に該当するものは悪性ＧＩＳＴと判断してよいとされています。いずれにせよ、ＧＩＳＴのすべてで悪性度が高いというのではないのです。むやみに心配することなく、原則として大きさが拡大するものに関しては早期に腹腔鏡下手術にて切除するのがよいと思います。

また、消化管粘膜下にできる腫瘍はＧＩＳＴだけとは限らず、良性の平滑筋腫、神経鞘腫や悪性の平滑筋肉腫などもあります。あらゆる粘膜下腫瘍に関していえるのは、粘膜の下に存在するため内視鏡検査により手術前に直接細胞を取って調べることが困難なことです。そのため、**悪性かどうかは、大きさや形、経過観察により大きさが増大するか否かなどにより総合的に診断します。**

●胃悪性リンパ腫

胃粘膜下腫瘍といえば、稀ではありますが胃にしばしば見られるのが悪性リンパ腫です。悪性リンパ腫は、年間10万人あたり10人程度の発生と報告されており、日本の成人では最も頻度の高い血液腫瘍です。一言で「悪性リンパ腫」といってもさまざまな疾患単位が含まれており、頻度の高いタイプから非常に稀なタイプまで多岐にわたります。悪性リンパ腫は、血液中の「リンパ球」ががん化した疾患であり、主にリンパ節、脾《ひ》臓および扁桃腺などのリンパ組織に発生しますが、リンパ組織以外にも多く発生します。

悪性リンパ腫は、ホジキンリンパ腫（ホジキンという人が最初に報告した）と、それ以外の非ホジキンリンパ腫に大別されますが、胃に発生する悪性リンパ腫はそのほとんどが非ホジキンリンパ腫であり、Ｂ細胞由来の mucosa associated lymphoid tissue（ＭＡＬＴ）リンパ腫と diffuse large B-cell（ＤＬＢＣ）リンパ腫が95％以上を占め、Ｔ細胞リンパ腫は稀です。

悪性リンパ腫は抗がん剤や放射線の治療によく反応しますが、一般にその治療効果はといえば、Ｔ細胞性非ホジキンリンパ腫はＢ細胞性非ホジキンリンパ腫と比較して不良です。私も胃原発のＴ細胞性リンパ腫を数例経験していますが、はじめは比較的小さな病変なのですが、いずれも進行が早くあっという間に全身に広がってしまいなすすべがなくて悔しい思いをしました。したがって、胃のリンパ腫の生検結果でＢ細胞性と結果が出るととりあえずホッとします。なかでも多く認められ、とりあえずは安心するのが、次に述べるMALTリンパ腫です。

●MALTリンパ腫

MALTリンパ腫は、悪性リンパ腫の種類のひとつで、粘膜に関連したリンパ組織かならリンパ球のなかのB細胞が腫瘍化する非ホジキンリンパ腫です。病気の進行が比較的遅いタイプの「低悪性度」に分類され、年単位でゆっくりとした経過をたどります。MALT（マルト：Mucosa associated lymphoid tissue）とは、粘膜とリンパ球細胞の複合組織のことで、MALTがある臓器は約半数が消化管で、そのうちの大部分が胃に集中しています。そのため、胃MALTリンパ腫は、胃の悪性リンパ腫の約40％を占めています。

原因の一部には、感染症や炎症が関係していると考えられています。**胃MALTリンパ腫では、ヘリコバクター・ピロリ（ピロリ菌）に高い割合で感染しており、ヘリコバクター・ピロリに感染している場合は、まず除菌療法を行います。**除菌療法が成功すれば、MALTリンパ腫も高い割合で縮小し、長期の完全奏効（がん細胞が認められなくなる）が得られています。現に私が経験した限りではほぼ全例薬物療法（一部手術にて切除）にて治っています。

食道がんと関連疾患

軽視できない食道がん

口から入った食べ物を胃に送る役割を果たしているのが食道です。大人では、長さは約25cm、太さは直径で2～3cmです。

食道がんは、以前であれば治療が困難であり、長期生存もほとんど望めませんでした。しかし、早期診断方法の開発や手術方法、術後管理の進歩によって、最近では生存率が向上しています。

●お酒とタバコが問題

食道がんは男性に多いがんで、お酒とタバコが発生に大きな関係があるとされています。以前は男女比が6対1といわれていましたが、最新の統計（2016年）では4・9対1

に縮まってきています。飲酒・喫煙の習慣が女性にも広がってきたためと推定されます。

日常的に大量飲酒する習慣のある人は、飲まない人の5～10倍、ヘビースモーカーは、非喫煙者の3～5倍の確率で、食道がんにかかるといわれています。お酒はできるだけ控え、タバコはほかの病気の要因にもなりますから、この際きっぱりとやめてみてはいかがでしょうか。

●なぜ食道がんは怖いのか？

一般に食道がんは進行が早く、見つかったときはすでに手遅れであることも少なくありません。

心臓に近いため手術の難度が高く、胃や大腸の開腹手術以上に体への負担が大きく、術後の生活が大きく変わってしまう方も少なくありません。手術で治るようなケースでも、食べ物の最初の通り道である食道の一部を切ってつなげるようなことをしますと、食べ物の通りが悪くなって食事が十分に取れず体重減少につながります。

酒とタバコが関係するとはいっても、喫煙経験がなく、お酒もまったくもしくはほとんど飲まない人が食道がんになるケースもあります。また、高齢男性に多いがんではありますが、40代、50代の女性に食道がんが見つかることもあります。逆流性食道炎で胸やけがして、内視鏡で検査したら、たまたま食道がんが見つかったということもあります。ですから、食道に違和感のある人は、すぐに消化器の専門医を受診すべきです。

●食道がんの検査法

食道がんの検査法として、食道造影検査（X線検査）があります。バリウムを飲んで食道内部の様子をX線で観察する検査です。これはがんの場所や大きさ、がんによって食道がどれぐらい狭くなっているかなどの確認のためには有効な検査ですが、早期のがんを見つけることはできません。

やはり内視鏡検査が最も強力な武器となります。胃や大腸のがんに比べても予後が悪いといわれる食道がんですが、粘膜にとどまっていてほかの臓器への転移がない段階で見つかれば、ほぼ100％治ります。**食道は壁が胃腸のものと異なり、筋肉層の外側の漿膜という〝ソーセージの皮のような〟強固な膜が存在しないため、容易に外の臓器へとがんが進展し、外科的切除が困難な状態になります。**ですから何よりも早めの検査が必要とされるのです。

ただ、内視鏡検査でも、粘膜にできた早期のがんは非常に見つけにくいのが実情です。そこで用いられるのが**ルゴール染色法**です。これは小学生でも知っているヨウ素デンプン反応を利用したシンプルな方法ですが、非常に有効です。

食道の正常な粘膜はグリコーゲンに富んでいるので、ヨウ素を含むルゴール液を振りかけると茶色く染まります。しかしながら、がんのみならず前がん状態の「異型上皮」という状態にある部位は、ヨウ素デンプン反応が弱いので白く浮き出て見えます。そこで早期発見できるというわけです。

最近、ＮＢＩ（Narrow Band Imaging 狭帯域光観察）という技術が開発され、がんの診断に応用されてきています。これは、がんの増殖には、血管からの栄養補給を必要とするため、病変の近くの粘膜に多くの血管が集まりやすくなることを利用する検査法です。つまり粘膜内の血管などをより鮮明に観察しやすくするために、血液中のヘモグロビンが吸収しやすい特殊な光を照らして画面に表示することによりがんの診断を行うというものですが、がんや前がん状態の早期発見という観点からは、昔からのヨード染色には及びません。とくにがんになる前の異型上皮という段階で見つけるためにはヨード染色のほうが有効です。

私のクリニックではアレルギー体質の方を除いて全例にルゴール染色を行います。**この検査のおかげで2～3㎜ほどの小さいガンが多数発見され即座に内視鏡で除去しています。**一般の病院でも普通の内視鏡検査で食道の粘膜が荒れているときにはルゴール染色が行われますが、その場合にも、「何かおかしい」と思う医師の熟練の目が重要なのです。

逆流性食道炎

●ありふれているけれど要注意

日本人のほとんどに逆流性食道炎があるといわれています。いわゆる胸やけの大半は、この逆流性食道炎です。食事の欧米化、運動不足、肥満にともなって増えている現代病といえます。

本来食べ物の逆流を防いでいる食道下部の筋肉や、胃と食道のつなぎ目付近がゆるんで、うまく働かなくなり、胃液、胆汁、すい液などの逆流が起きて、食道粘膜が荒れた状態になるのです。

ありふれているからといっても決して油断はできません。逆流性食道炎が食道がんに移

行するというケースが見受けられます。過度に危険視する必要はありませんが、食道炎の段階で治す、予防することを心がけたいものです。

脂っこい食事や刺激の強い食品やアルコールを控えめにしましょう。また、夕食後に酸っぱいもの（ミカンなどの柑橘類を含みます）や、あんこや餅菓子など甘いものを食べるのはやめましょう。さらに、この病気には生活習慣も大きく絡んできますから、適度な運動をするほかに、前かがみの姿勢や腹部をきつく締めつけることを避ける、うつぶせ寝はしない、とくに大切なのは、夕食から就寝まで4、5時間は空けるということです。

というのは、就寝時に胃のなかをからっぽにすることによって、胃酸の過度な分泌を防ぐ必要があるからです。ちなみに、食後や就寝前に体の右側を下にすると、胃のなかの食べ物や過剰な胃酸が十二指腸へ移動しやすくなります。左側を下にしたままだと、胃の上のほうに食物が溜まった状態が続くので、胃酸が過度に分泌されて食道へと逆流するのです。とりわけ、胃の粘膜の萎縮がある方は、消化力が弱いため、食べ物が消化されずにいつまでも胃のなかにとどまります。このような場合は、消化酵素を服用することが必要です。胃の代わりに消化酵素の力をかりて食べ物を消化するのです。とにかく、胃のなかを空っぽにするということが大切です。

●心窩部の痛み＝びまん性食道けいれん

胃と胸の付け根のみぞおちのあたりを心窩部《しんかぶ》といいますが、食道の病気が原因でここが痛むことがあります。逆流した胃酸が食道の粘膜を刺激して起きるけいれんを〝びまん性食道けいれん〟と呼びます。

胸部の痛みというと、心筋梗塞や狭心症といった心臓の病気を疑うことが多いのですが、食道けいれんによって胸に激しい痛みを感じる場合もあります。**心臓病による痛みは10秒程度で、2分も3分も続くことはありません。持続的な痛みを感じたら食道のけいれんを疑ってみてください。**

食物を飲み込んだとき、食道は上部から下部に向かって順番に規則正しく収縮し、食物は胃に運ばれます。このような食道の運動は「ぜん動運動」と呼ばれます。びまん性食道けいれんは、ぜん動運動がなくなり食道の広い範囲が一気にけいれん性の収縮をきたす病気です。これにともない、食物がスムーズに移行しなくなり物が胸でつかえるばかりでなく、胸痛も出現します。発症前に心身の過労に陥っている人が多く、痛みの原因がわからないこともストレスになります。診断にはバリウム検査や食道内圧検査などが必要といわれていますが、内視鏡検査を受けると食道が強いけいれんを起こしていることからわかることがあります。ほとんどが投薬治療と食事改善により治ります。

●逆流性食道炎によって起こる喘息

もうひとつ、最近注目されているのが、「気管支喘息の原因としての逆流性食道炎」です。つまり、食道を逆流したものが睡眠中にのどや気管に入ることがあって、風邪を引いたり、ひどい場合は気管支喘息のような症状を起こしたりすることがあるのです。

気管支喘息と診断されて治療を受けていたがなかなか良くならないという人が、逆流性食道炎の治療を受けたらぴたっと治った、などという例があります。

呼吸器科で気管支喘息の診断を受けると、たいていステロイド剤を処方されます。週単位とか、2、3か月ならともかく、何年もステロイド剤を続けると、必ず害があります。

子どものときからアレルギーで喘息という診断を受けていた人ならともかく、大人になって突然喘息があらわれたなどという人には、この逆流性食道炎による喘息様発作がけっこう多い、ということを頭に入れておくとよろしいかと思います。

喉頭異常感症

食べ物を飲み込むときに、のどにつかえたような感じがして、「食道がんではないか」と心配される方がけっこういらっしゃいます。実は、喉仏（のどぼとけ）付近のこうしたつまったような感じは、ほとんどが喉頭異常感症という、のどの神経の知覚過敏を生じる病気によるものです。原因はストレスで、精神安定剤を少し飲むだけですっかり症状が無くなることも少なくありません。極端な場合はこの病気を患者さんに説明するだけで治ってしまいます。

たしかにのどのつかえ感は、食道がんまたは後述する甲状腺がんの症状のひとつでもありますから、心配なさるのも無理ないと思います。思い当たるようなストレスがないような場合は、内視鏡検査（食道がん）やエコー検査（甲状腺がん）などを受けて、原因を確かめる必要があります。

十二指腸のがん

胃から小腸への渡り廊下のような部分が十二指腸です。ここにもがんはできますが、比較的まれなものです。ただし、早期がんでは症状を呈しませんし、進行がんになっても特徴的なものがありません。丁寧な検査が求められます。

また、十二指腸にできるポリープは、胃のポリープと違いがん化しやすいので注意しましょう。十二指腸の出口付近を十二指腸乳頭部と呼びますが、ここにできるがん（十二指腸乳頭部がん）がとくに多いのです。ここは肝臓で作られた胆汁が、胆管を通って十二指腸に出てくる場所です。

早期であれば内視鏡で簡単に切除できます。一方、がんが大きくなって粘膜の下に潜ると、その下にすい臓があり、胆汁が通る総胆管が存在し、胆汁の出口（ファーター乳頭）をふさぐようになり、黄疸が出て、逆にこれが幸いすることがあります。というのも、胆汁の出口は小さく（1～2㎜程度）、がんがあまり大きくならないうちにこの出口をふさいでしまい、黄疸の症状で気づかれ、早い段階で手術を受けられる、ということがあるからです。したがって十二指腸乳頭部がんは比較的予後の良いがんといえます。

とはいえ、油断は禁物です。胃の内視鏡検査では、食道、胃、十二指腸を順番に見ていくことができますので、**「胃カメラ」という俗称に惑わされることなく、食道や十二指腸もしっかり検査してもらうことが大切です。**

大腸がんと大腸の病気

増えている大腸がん

前に、厚労省の死因に関する最近の統計で、大腸全体のがんは胃がんの数を超えると書きました（51頁）。食生活の欧米化などが背景にあると考えられます。

進行すると恐ろしい病気ではありますが、一方で大腸がんは、がんになる一歩手前の前がん状態を簡単に発見できる病気でもあるのです。早期に発見して早期に治療すればほぼ100％治ります。

この大腸がんも、初期の完治できる段階では原則として症状がありません。よく便秘、肛門からの出血、腹痛などが大腸がんの症状だといわれます。これらの症状は、がんがかなり大きくなって腸の内腔を塞いでしまっているために、硬い便がそこで詰まったりがんを擦ったりすることによって起こる現象なのです。したがって、症状ががんによるものである場合は、がんが相当に進行しており転移していることがほとんどです。

しかも恐ろしいことに、がんが進行していてもまったく症状が出ない場合もあります。それは、がんが大腸の奥のほう、すなわち上行結腸や盲腸にある場合です。この部分は大腸の内腔が大きく、便も小腸から出たばかりで水分に富んでドロドロ状態なので、病変に詰まって内腔を閉塞したり、出血させたりすることはありません。相当に大きくなり、転移してから見つかることがほとんどです。出血や痛みや便秘などが、たまたま痔や憩室などのほかの原因で起こり、検査をして早期がんが発見されることはあります。これは単なるラッキーとしかいうことができません。

●ポリープは取るべし

私のクリニックを訪れる患者さんのなかにも「ほかの病院で、ポリープは癖になるから取らないほうがよいといわれました」とおっしゃる方がいます。実は、ポリープを取ったことで癖になっているわけではないのです。ポリープができやすい人がいるのです。胃のポリープはがん化する心配があまりないのは事実ですが、大腸のポリープはそうではありません。**ポリープの段階では症状はまったく出ません。無症状であっても内視鏡検査を受け、見つけたら取るのが鉄則です。**

大腸ポリープには、大きく分けて2つの種類があります。ひとつはキノコのように盛り上がったり、平坦な隆起ですが表面がザラザラしたりしている「腺腫性ポリープ」、もうひとつは炎症による「過形成ポリープ」です。

後者の過形成ポリープは、胃のポリープと同じように肌荒れのようなもので、大きくならないことが多く、がん化することはほとんどありません。「ポリープは取らなくてもよい」という俗説が当てはまるのはこの過形成ポリープについてだけです。

一方の腺腫性ポリープについても、「5㎜以下ならがん化する心配はないから取らなくてもよい」という医師もいます。私はかつて5㎜以下のポリープ6023例について、細胞検査でがんか良性の病変かを調べたことがあります。結果は12例すなわち0・2%ががんでした。

5㎜以下でもがんがゼロではないのですから、腺腫性であれば取るか、少なくとも細胞検査をすることが必要と考えます。しかも腺腫性ポリープは観察を続けると必ずといってよいほど大きくなります。実際に患者さんが取らなくてもよいといった場合や、たくさんあって取り残したポリープを数年後に検査すると、必ずといってよいほど大きくなっているのです。なかにはがん化したものもありました。大きさに比例してがん化する確率は高まりますから、**1cm以上であれば、もちろんのことですが、それ以下でも腺腫性であればとにかく取ったほうがよいのです。**

●陥凹型ポリープ

陥凹型ポリープといって、平坦なポリープの中心部が少し凹んだ形をしているものがあり〝Ⅱa＋Ⅱc型〟ポリープといわれます。表面がガサガサしているポリープであり、このタイプはほとんどが腫瘍性ポリープで、**がん化しやすいので注意が必要です。**2〜3㎜くらいの大きさでも切除したほうがよいでしょう。

●「若いから大丈夫」は危険

若いから大腸がんは無いだろうというのは大きな間違いです。30代の人の進行大腸がんはそれほど稀ではなく、20代の人の大腸がんにもときどき遭遇します。ほとんどすべてのケースで症状が無く、偶然に見つかっています。また、がんの前身である腺腫性ポリープに関しては30代ではもちろん20代で見られることもよくあります。

私が経験した腺腫性ポリープの最少年齢は13歳の男の子です。5㎜ぐらいではありましたが、がんになりやすい陥凹型ポリープのⅡa＋Ⅱc型の腺腫でした。検査をしていなければおそらく20代前半で進行がんになり手遅れになったかもしれません。この患者さんは度重なる腹痛があり、さまざまな検査をしても原因が特定されないので大腸内視鏡検査を行ったわけですが、しかしながら、10代からすべて大腸内視鏡検査をするのは無理があります。ですからせめて30代になったら一度は受けておくべきですが、10代、20代でも症状があれば検査すべきだと思います。というのは、もう20年以上前の話ですが、実際に私が経験した最年少の進行がんは22歳の男性で、発見時にはすでに手遅れでした。鮮烈な印象で今でも心に刻まれています。

以上のように、20代でも見かける胃がんと同じように、若くても大腸の腫瘍はありえるのです。とくに女性に関しては結婚前に一度は受けることを奨めています。というのは、女性の場合、結婚してすぐに妊娠し、その後出産・育児と続き、検診どころではなくなることがよくあるからです。若くして小さいお子さんを残して旅立った方々を少なからず経験しています。それより若い人でも、少しでも気になる場合には大腸内視鏡検査を行っておくべきだと思います。初期には症状が出ないのですが、「あのときにあのタイミングで受けておけばよかった」との後悔をしないためでもあります。

●LSTというくせ者

もうひとつ、大腸の初期病変に「側方拡大型腫瘍（LST）」と呼ばれる平べったい形の病変があります。この手のポリープは盛り上がるというより厚みをもたずに粘膜の表面を這うように横方向に広がっていきます。そのため初期にはうっすらと粘膜の表面に白色透明なベールがかかっているように見える程度なので、ある程度の厚みがないと肉眼でも見つけにくく、見つかるときは突然に大きな腫瘍として見つかる場合が少なからずあります。したがって、早期発見には熟練の内視鏡の技術が必要とされます。

このLSTは隆起した丸いポリープに比べるとがん化率は低いといわれています。それでも、2cm超3cm以下のもので16％、3cmを超えると43％ががんになっていました。LSTのなかにもがん化しやすいタイプとがん化しにくいタイプがありますが、少し専門的になりすぎるのでこの本では割愛させていただきます。もちろんどのタイプの

LSTも、見つけたら早めに取ることが重要です。

●デノボがん

大腸がんには、ポリープからできるもののほかに**正常な粘膜が突然がん化してできる「デノボがん」と呼ばれるものがあります**。

以前は大腸がんの3割を占めるといわれてきましたが、最近の報告では減少しており、私自身の統計では、明らかなデノボがんは1割未満です。つまり多くのがんはやはりポリープからできるものであり、ポリープの切除によって大腸がんの大半は予防できます。

ただし、ごくまれにですが、デノボがんのなかに非常に進行の早い、いわゆる胃がんにおける〝スキルス胃がん〟に相当するものがあります。あっという間に大きくなるので発見が遅いと手遅れになることがあります。スキルス胃がんに比べるとずっとまれな病気ですから、心配しすぎるのはよくありません。しかしその存在は頭に入れておいて、症状がなくても定期的な内視鏡検査による検診をお奨めします。

ではどれくらいの間隔で大腸内視鏡検査をしたらよいかと患者さんから聞かれます。**大腸内視鏡検査の間隔は毎年ポリープができるというようなリスクの高い人は毎年受けるべ**

きですが、それ以外の方は2～3年に一度でいいと一般にはいわれています。しかし、私自身はこのような進行の極端に早いがんが存在するので、毎年胃大腸の内視鏡検査を受けるようにしています。そういうことを踏まえてご自身で判断すべきです。１００％を目指す方はやはり毎年、そうでない方は２～３年といったところでしょうか。なお下血や痛みなどの症状が見られたら、痔だからと勝手に判断したり高くくりしたりせずに、早めに検査をすべきです。

●直腸カルチノイド

肛門に近いところにできる腫瘍です。「カルチ＝がん」「ノイド＝のようなもの」すなわちがんのようなものという意味をもつ腫瘍です。珍しい病気といわれていますが、私はこれまでに１００例以上発見・治療しています。

直腸の粘膜から発生し、粘膜の下に潜るので非常に見つけにくいのが特徴です。しかし「もっこり型」のまま潜るので、**性質はよく、転移や再生することは滅多にありません。**ほとんどのケースは内視鏡治療だけで完治します。カルチノイドは悪性腫瘍に分類されて、30代や40代の若い人にもけっこう多い病気ですが、心配しすぎるのはかえってよくありません。

それでも、大きくなれば転移や再発の可能性も高くなりますので、早期発見が大切です。とくに５㎜程度のものは平坦か少し盛り上がった隆起の淡い黄色斑で、表面には粘膜がかぶさっていますので、発見には注意深い観察が不可欠です。大腸検査を行っていれば確率的に遭遇する病変なので、この病変をいくつ見つけて治療したかが、その内視鏡医の熟練度を推し量るひとつの良い指標ともなります。

腸からの出血

前にも書いたように、肛門からの出血は大半が痔によるもので、大腸がんからの出血はよほど重症化した場合に限られます。ただし、腸からの出血が下血として見られる病気がほかにもあります。代表的なのは、大腸憩室症と虚血性大腸炎です。

●大腸憩室症

食生活の欧米化にともなって、食物繊維の摂取が少なくなると、大腸がけいれんを起こすことがあります。そうすると腸内圧が高まって、大腸の壁の弱い部分が外側に向かってふくらんで、袋のような形になります。これが憩室です。この憩室に炎症が起こる憩室炎は精神的ストレスや疲労、暴飲暴食が引き金になるといわれています。

そうすると、この袋状の憩室に便が詰まり、疲労で免疫力が低下していると細菌がはびこって炎症を起こすのです。便秘や下痢などの便通異常を繰り返し、膿が溜まって、強い痛みと発熱を生じます。抗生物質による治療が必要となります。炎症が憩室内の血管に及び血管が破綻すると、患部から大量に出血（1リットルぐらい出ることもあります）して下血するようになります。**血液をさらさらにする薬を飲んでいる人などでは、血が止まりにくいのでさらに大量に出血するため貧血になり血圧が低下しショックに陥ることがあり、とくに注意が必要です。**緊急に内視鏡を入れて出血血管をクリップで挟んで出血を止めますが、熟練した内視鏡の技術が要求されます。もうひとつの方法としてカテーテルを血管内に入れて出血している血管に塞栓を詰めて止血する方法がありますが、これはＩＶＲ（Interventional Radiology 画像下治療）といわれるもので、放射線科医の特殊技術が必要とされます。いずれの場合も出血をしている血管がわからないと治療が難しいため、**憩室出血をしたら、血管から血が出ている24時間以内に至急治療をするほうが、完全に止血で**

きる可能性が高くなります。

軽症であれば憩室炎の予防として、腸内の洗浄と食事療法とで改善します。食事療法は、要するに便通を整えるようにすることです。

すなわち、①繊維質の多い穀物・芋類、野菜、海藻などをたくさん摂り、糞便量を増加させる、②規則正しく1日3食、③水分を十分に摂る、④アルコールやカフェイン、香辛料を過剰摂取しない、⑤暴飲暴食をしない、⑥熱すぎたり冷たすぎたりする食べ物は避ける、⑦脂肪や糖分の多い商品は控えめにして肥満を予防する、⑧便秘しやすい飲食物（緑茶、渋柿、ぶどう酒、肉類など）を控える、など、体の健康に良い食事法は共通しています。なお、合併症がない場合は、食事の量そのものを減らす必要はありません。

また、大腸憩室症から大腸がんになることはありませんが、症状が悪化して繰り返し憩室炎が起こり、腸が狭くなっているような重症のケースでは、手術して悪くなった部分を除去することになります。

●虚血性大腸炎

腸につながる血管が一時的に詰まる病気です。女性に多い病気です。

私は患者さんに「腸に起こる脳梗塞、心筋梗塞のようなもの」と説明しています。そしてこの病気を起こす人は水分を摂る量が少ない傾向にあるため、脳梗塞を起こしますよと警告しています。

この病気には便秘が強くかかわっています。便秘で、直腸からＳ状結腸に硬い便が溜まります。この便を押し出そうとすると腸の圧が高まります。腸の血行不良が起きＳ状結腸から下行結腸、おおざっぱにいうと左の脇腹のあたりに痛みが生じます。腸粘膜が赤くはれ上がって炎症を起こし、血管が詰まり出血性の潰瘍ができるわけです。

硬い便がたくさん出たあとに下痢をして出血します。憩室からの出血とよく間違えられますが、憩室炎ほど大量の出血ではありませんし、またさらさらした血で、憩室炎による出血のように赤黒くどろどろしてはいません。したがって、患者さんから話を聞いただけでほとんど診断がつきます。クリニックに来られた方ですと、まず腹部超音波検査で腸を診てみると、腸の壁が厚く腫れあがっているので容易に診断がつきます。

出血してびっくりしますが、早めに内視鏡検査を受け、大腸がんでないことを確認してから保存的な治療を受ければ、お腹を切るようなこともなく、1～2週間で完治します。過度な心配はしないでください。

かつては一度かかったら二度と繰り返さないといわれていましたが、それは間違いです。何回も繰り返す人もいます。慢性化させないためにも、便秘しないような食事法を実践し、酒やタバコも遠ざけることが大事です。

油断は禁物　虫垂炎

●胃痛から始まることが多い急性虫垂炎

一般には「盲腸」「盲腸炎」などと呼ばれますが、実際はその盲腸の先端に付いている5～6㎝ぐらいの突起である虫垂が炎症を起こして腫れ上がり、激しい腹痛や発熱を起こす病気です。過労や暴飲暴食が引き金になるといわれていますが、はっきりした原因は今でも不明です。急性虫垂炎の場合、虫垂炎を疑って対応すれば診断は比較的容易で、血液検査では白血球が10000以上に上昇し、炎症反応のCRP（C-reactive protein C反応性蛋白）も上昇します。超音波検査やCTスキャンでは10㎜以上に腫れて周囲に炎症が波及した虫垂が同定できるため確定診断が可能です。

しかしながら、患者さんサイドから見ると、虫垂炎の症状としては、虫垂の位置からして右の脇腹が痛むだろうと考えるのが普通ですが、**実は初期症状としては、「胃が痛い」「胃がむかむかする」というものが多いのです。**これは、虫垂炎で痛みを感じる神経が2種類あることによるものです。ひとつは虫垂のある右下腹部の神経で直接感じる痛みです。もうひとつは、虫垂からおへその裏を通って、胃の裏側にある腹腔神経叢という神経の固まりで感じる痛みです。

後者の痛みは、炎症が右下腹にあるにもかかわらず、痛みを感じるところが右下腹から胃の裏側に飛んでいくので、実際の病変部とは違う胃の痛みとして感じられるのです。したがって、お腹の上のほう（この部位を心窩部といいます）の痛み（いわゆる胃痛）やむかつき感として自覚されます。

右脇腹の神経は、胃のあたりの痛みを感じたあと、炎症がひどくなってから痛みを感じることが多いのです。また、やせ型で内臓下垂のある人に多いのですが、右ではなく下腹部の真ん中あたりに痛みを感じる人もいます。内臓下垂が顕著な方は虫垂が骨盤のなかにあるためお腹を触診しても痛みを感じることがなく、痛みというよりも、お腹が張ったように感じる人もいるようです。そのような場合は、肛門から直腸の奥の方を押す（直腸診といいます）と痛みを訴え、診断がつきます。

●虫垂炎で注意したいポイント

このように虫垂炎の症状は多種多様なため、最初に訪れた内科で、軽い胃痛、あるいは、軽い発熱をともなうために、風邪の症状程度との診断を受けて見過ごされ、痛みが治まらずに外科や胃腸科を受診したときには、虫垂が破裂して（虫垂穿孔《せんこう》といいます）腹腔内に膿が広がって腹膜炎を起こしてしまっているケースも少なくありません。すぐに手術というることになりますが、命にかかわることもありますから、注意が必要です。

虫垂炎も軽症であれば、抗生物質で治療できます。俗に「散らす」と呼ばれる薬物療法です。しかし抗生物質を過信して、本来手術適応になるような重症の虫垂炎でも薬で治そうとする医師もいますから、要注意です。もっとも私の数多くのかつ長い経験からすると、**急性虫垂炎を抗生物質で治療をするのは、患者さんの都合でどうしても手術を延期せざるをえない場合を除いては良くないことだと思います。**というのは、抗生剤によって抑えられずに虫垂穿孔を起こす危険性だけではなく、仮にいったん炎症が治まったとしても後述する〝慢性虫垂炎〟となり長く苦しむケースが多いからです。

近年強力な抗生剤が開発されたとはいえ、薬では治せないケースが十数％程度あり、手術が遅れると腹膜炎を起こしてしまうことがありますから、胃や下腹部に激痛が走ったり、原因のわからない吐き気が続いたりしたときには——消化器内科医は抗生剤での治療を選択しがちですから——、臨床経験豊富な消化器外科医や消化器外科出身の医師のいる胃腸科を受診するようにしてください。とくに小児では小児科を受診しますが、その場合でも消化器外科の経験のある医師がよいでしょう。単純に子どもだから小児科へ、というのは間違いです。小児科医がすべての領域に長けているはずはないのです。

虫垂炎の手術も、最近は腹腔鏡で行うことが多くなっています。術後の回復が早く、2～3日の入院で済みます。さらに、術後の腸の癒着も少なくてすみます。大きくお腹を切る開腹手術ですと、腸の癒着が起きる可能性も高くなりますので、やはり腹腔鏡手術がおすすめです。ただし、医師の技術力の差もまだ大きく、経験豊富な医療機関で受けることが大切です。

●なかなか診断されない慢性虫垂炎

急性の虫垂炎のほかに、慢性虫垂炎という病気があります。

この病気の患者さんも、間欠的に胃が痛む、吐き気がする、といった症状を訴えて受診してくるのですが、胃の内視鏡検査を受けてもほとんど異常がなく、血液の炎症反応も陰性です。腹部の超音波検査やＣＴ検査でも異常が見つかりません。結局は神経性胃炎とか過敏性腸炎という曖昧な診断を受け、なかには精神的な問題を指摘されて抗うつ薬や精神安定薬を処方される場合もあります。

お腹をさわると右下腹部に軽い痛みがあるといい、さらにそこを強く押さえると胃のほうに響くような痛みを訴えます。そこで熟練者に超音波検査を行ってもらうと、**虫垂は腫れていないがくねくね折れ曲がっていたり、ねじれていたり、ときには虫垂のなかに糞石と呼ばれる便の小さな固まりが見つかったりします。これが慢性虫垂炎です。**

ＣＴスキャンでも、１㎜とか０・５㎜刻みに取って観察すると、同じような所見が得られます。通常のＣＴスキャンの撮影法では５㎜～１０㎜間隔のためこのような診断はできず「異常無し」となるのです。

血液の検査では、代表的な炎症反応であるＣＲＰの数値にも異常が現れませんし、白血球の数も急性虫垂炎のときには１万以上になりますが、正常範囲です。厳密にいうと白血球数の正常値は１マイクロリットルあたり３０００～９０００個程度とされていますが、慢性虫垂炎の場合正常範囲内ではあるのですが５０００～７０００程度の若干高めの数値を呈することが多いようです。

手術をするとわかりますが、虫垂は周囲と癒着しており、一部が少し腫れていることもありますが、腫れは目立たないか若干太目ぐらいで、部分的に硬くなったりくねくねと曲がっていたりします。したがって、通常のＣＴスキャン検査では虫垂が腫れていないので異常無しと診断されるのです。

また、上述のように糞石が虫垂内に認められることがありますが、この糞石を有する患者さんの場合にはとくに症状が持続するため、ご本人が「切ってください」と早期に訴えてくる場合が多いようです。糞石がある場合は、ＣＴスキャン検査で映るのでその存在を見逃したり軽視したりしないことが重要です。注意したいのは、通常の１cm間隔のスライススキャンでは映らないことがありますから、虫垂の部分だけは細かいスライスで撮ることが必要です。ですからほかの病院でＣＴスキャンを受けて異常無しと診断されていても、私はあらためて撮りなおすようにしています。

比較的免疫力の強い人の場合、急性虫垂炎に至らない程度の軽い炎症が虫垂に起こっても、自然治癒力が働いて治ってしまい、その際の瘢痕が虫垂の折れ曲がりやねじれとして残ります。化膿しているわけではないので、血液検査しても異常が現れません。そういうことの繰り返しで、ときどき胃の痛みやむかつきを発症することになります。しかし、手術で虫垂を切除したとたんに、この胃のむかつきや痛みは完全に消失します。

ですから、この病気を治療した患者さんが、もっともよくこの病気の存在を感じています。またこのような**臨床経過を多く経験した医師にしか正しい診断ができないともいえるのです。**〝慢性虫垂炎〟との私の診断に半信半疑で、大学病院にまで行って一通りの検査を受けたのち「原因不明の痛みで異常無し」と診断された患者さんが、結局はまた私のところに戻ってきて、治療後に良くなったケースを多く経験します。ときには急性化して危うく穿孔寸前で手術したケースもあります。大学病院ではがんなどの大きな手術が主体で——虫垂炎の場合でも穿孔して腹膜炎を起こしたような重いケースは手術されますが——、通常の虫垂炎の経験は少ないので仕方のないことかもしれません。

もう一度強調しますが、**胃が悪いのだろうということで胃薬をもらって飲んでも治らない、そのうちにまた痛みが出てくる、こういう症状を繰り返すようなら、慢性虫垂炎を疑ってみることが必要です。**長いこと原因不明の胃痛に悩まされていた人が実は慢性虫垂炎で、手術を受けてすっかり良くなった、という例が非常に多いのです。私が経験したケースでも数百例はあります。すべて手術後に症状が無くなり、通常の生活に戻ることができています。子どもさんに至っては成績が向上した子が多いようです。このように**病気**

はその臨床経過を見ることが非常に大切なのであり、微細な病気の見落としが患者さんの人生を大きく変えることになるのです。医師は変なプライドを捨てて、患者さんの訴えに真摯に向き合うべきであると思います。

偽膜性大腸炎

腸内の粘膜に白いもっこりした膜のようなもの（偽膜）が多数できて、腹痛や下痢を起こす病気です。**抗生物質の投与が原因で腸内細菌叢のバランスが崩れ、善玉菌が減ってクロストリジウム・ディフィシルという菌が活発化する**（いわゆる日和見《ひよりみ》感染です）ことが原因です。抗生物質起因性大腸炎とも呼ばれます。

抗生物質の服用が原因ですから、下痢や腹痛が続くからといって抗生物質をさらに投与したりすると大変で、症状がさらに悪化します。院内感染で問題化することもある病気で、死に至る例もありますから注意が必要です。

バンコマイシンという特効薬がありますので、診断が確定したらこの薬を投与して治療します。小さな医療機関ではこの薬を常備しているところは少ないのですが、私のクリニックでは、大腸内視鏡検査で偽膜性大腸炎が見つかることもあるので、バンコマイシンを常備して対応するようにしています。

上腸間膜動脈症候群

上腸間膜動脈症候群（SMA症候群ともいいます）は、十二指腸水平脚が、前方からは上腸間膜動脈、後方からは大動脈や脊椎により圧迫され、狭窄・閉塞をきたす疾患のことです。やせた若い女性に発症しやすい傾向があります。十二指腸から空腸（十二指腸から続く小腸の一部）への移行部は、前方から上腸間膜動脈に、後方から腹部大動脈に挟まれた位置にあり、これらの血管による締めつけが強くなると腸閉塞症状を起こし、急性の場合には、食後の腹部膨満、嘔吐などをきたし、慢性の場合には、間欠性腹痛を起こします。

症状は、食後30分ぐらいして上腹部痛、腹部膨満感があり、嘔気・嘔吐などが見られます。空腹時には症状がほとんどなく、食後に悪化し体位によって症状が変化します。上向きに寝ることにより症状が悪化します。うつ伏せになったり、すわったり、腹ばいになったりすることで症状が軽快します。上腸間膜動脈の締めつけ力が弱くなるからです。

　この部位は、通常は脂肪組織やリンパ組織のクッションによって守られていますが、**急激な体重減少にともなって、上腸間膜動脈周辺の脂肪組織のクッションがなくなる**と、前後方から締めつけられることにより十二指腸の内腔を押しつぶされ、いわゆる腸閉塞を起こします。したがって、一般的に仰向けで悪化し、うつ伏せや右を下にすると改善します。

　患者さんは若い女性ばかりでなく、急に身長が伸びる成長期の中高生に起こることもあり、心身症と診断されるケースもあるので注意が必要です。

　内視鏡検査をしてもとくに異常ないのですが、内視鏡時や超音波検査やCTスキャン検査で、上向きに寝かせると十二指腸が圧迫されているのを見ることがあります。

　この病気は、通常は悪化の要因を取り除くことにより解消します。適度の体重を維持し、急激な体重減少を避けること、一度にたくさん食べすぎないこと、食後はリラックスした姿勢で、体位はお腹の締めつけを避け、姿勢をあまり前のめりにしないように注意すること、などです。**体脂肪率が減少すると同様の症状が起こることがあります。**

上腸間膜動脈閉塞症

これは高齢者にみられ、非常にまれなため、経験のないドクターだと早期診断が遅れ、致命的になりやすい恐ろしい病気のひとつです。

上腸間膜動脈という、小腸のほとんどを養っている血管があります。この血管が詰まると、大量に小腸が死んでしまい命にかかわるという恐ろしい病気です。初期で発見できれば手術により最小限の小腸を切除することで一命をとりとめることが可能ですが、一歩発見が遅れると、たとえ手術しても大量の小腸が失われるため小腸の機能が足りなくなって生存できません。

この病気が診断されにくいのは、血管が詰まることでお腹が非常に痛いにもかかわらず、炎症がないため白血球やＣＲＰといった炎症を示す血液検査が正常だからです。さらにエコー検査でもはっきりわからず、腹部を触っても腹膜炎を起こしているわけではないので、医者から診た所見に乏しく判断が難しいためです。高齢者で動脈硬化の強い方で突然の腹部激痛があるにもかかわらず、その他の所見に乏しい場合は注意が必要です。確定診断には造影剤を使用したＣＴスキャンが有効です。

腸間膜脂肪織炎

比較的稀な疾患ではありますが、ときどき見かける病気です。多くの病院で原因が特定されず、なかなか治らない持続性の腹痛を訴えて来院します。慢性の非特異的な腸間膜の脂肪織《しぼうしき》の炎症、線維化をきたす病態があり、原因不明であることが多い病気です。

おへその上から胃のあるあたりにかけてあまり強くない鈍い痛みが持続するもので、本人は胃腸やすい臓の病気だと思っています。胃や腸の外の脂肪の病気なので当然、内視鏡検査をしても原因がわかりません。胃薬を飲んでもまったく効果がありません。炎症が軽いと超音波検査でも異常がありません。ＣＴスキャンを撮るとおへその上の脂肪に炎症が見られますが、軽いものだと見逃されてしまうことがあります。炎症を抑える薬で治療しますが、なかなか治りにくく再発もする疾患です。

大腸メラノーシス

●下剤の長期服用が問題

センナ、ダイオウ、アロエなどアントラキノン系の大腸刺激性下剤を長期にわたって飲み続けますと、大腸の粘膜が黒っぽくなって色素沈着を起こし、沈着が進むとヒョウ柄になり、さらには真っ黒になって内視鏡検査時に内視鏡の光さえ吸収してブラックホールみたいになります。これが大腸メラノーシスという病気です。

問題は黒くなることではなく、下剤の効果がだんだんになくなって次第に服用量が増加し、最後にはどんな下剤も効かなくなることです。成分が同じであるにもかかわらず、銘柄を変えて市販品を服用し続けたり、不定期な便秘に悩まされないため、病院受診時に処方を受けた処方薬を手元にとっておいて習慣的に服用し続けたりすることで、徐々に大腸メラノーシスが進行します。また、けいれん性便秘での使用は腹痛が起こったり、すっきり感がなかったりで、治療としては悪循環であり連用は不適当です。

●大腸メラノーシス研究略史

大腸における色素沈着の記載は、１８２９年、フランスのクールベイラーが下痢を主訴とした患者の大腸が墨汁のようだったと記載し、ドイツの病理学者ウイルヒョウは、解剖された人の大腸が墨汁のように黒色に染まった状態に対して、大腸メラノーシスという用語を初めて使用したといわれています。

大腸メラノーシスはアントラキノン系の下剤を4か月間毎日摂取すれば生じます。**大腸メラノーシスは通常、アントラキノン系のアロエ、カスカラ、センナ、ダイオウなどの下剤の乱用が原因です**。この色素沈着はリポフスチンが粘膜の深部に生じることから始まり、さらに重症では粘膜下組織にまで波及します。このような状況になれば多数の炎症細胞がその周りに集まって粘膜に炎症を起こし、粘膜層が厚く硬くなります。さらに炎症が進むと、大腸の筋層の神経細胞を減少させるということになります。ですから、便秘だからといって、アントラキノン系の薬を使用し続けると、薬の副作用で腸の運動を司る神経細胞が減少し腸が動きにくくなる弛緩性便秘になりうることが示唆されています。「アロエがはじめはよく効いたのに、急に効かなくなった」という話をよく聞きますが、その原因は、副作用で大腸の神経の機能が悪化したためなのです。

さらに、2009年のドイツ・エッセン大学の論文（Z Gastroenterol. 2009）では、アントラキノン系の下剤が大腸メラノーシスを引き起こし、大腸腺腫を増加させるとあります。

したがって、アントラキノン系の大腸刺激性下剤は長期に使用すべきでないのですが、下剤効果としては患者さんが気持ちの良い排便を得られる下剤なので、やむをえないときには1週間程度の使用や週1回くらいの使用であれば、それほど害がないので許容されるかと思います。ただし**最終的には、酸化マグネシウムなどの塩類下剤や腸内細菌製剤、食物繊維製剤をうまく組み合わせて使用すべきです。**

●気づかずに使ってしまう危険

注意したいのは、このアントラキノン系の下剤が一般人には気が付かない形でさまざまなものに含まれているということです。アロエ、センナ、カスカラ、ダイオウなどのアントラキノン系が含まれる市販下剤はとても多く、ほかに医療薬品でも非常に多く、アジャストA、ヨーデル、アローゼン、プルゼニド、センノサイド、セチロなどはこれに相当します。漢方薬では大黄甘草湯、麻子仁丸などに多く含まれています。

ドラッグストアなどでは市販下剤、健康食品（ゴールデンキャッスルほか）、ダイエット食品・飲料に含まれているものさえあります。そのキャッチフレーズを見ても、薬では「自然生薬で体にやさしい」、健康食品では「毎朝すっきり」などと表現されています。とくにダイエット食品（ナイシトールやコッコアポなど）ではほとんどがこれらの下剤を含有しています。下剤の効果によって一見体重が減ったように見えるのです。惑わされないようにしっかりと含有成分を確かめましょう。

腸閉塞・癒着

●腸閉塞とは

腸閉塞とは腸が何らかの原因で詰まることです。多くは外科手術が行われた患者さんで起こります。

というのは、手術をするとお腹を切った切り口に腸（主に小腸）がくっついて（癒着といいます）、腸管が圧迫されたり捻じれたりして腸の内腔がつぶれて内容物が通過しなくなり逆流して腹痛・嘔吐を起こすことがあるからです。また、腸管と腸管がくっついてねじれることもあります。

原則としてお腹を切れば必ず何らかの癒着は起こるのですが、傷口が大きいほど癒着の頻度が高くなります。したがって、通常の開腹手術より腹腔鏡手術のほうが腸閉塞を起こす頻度が圧倒的に低くなります。

一般的に鼻からイレウス管というチューブを小腸まで入れて腸内の内容物を外に出して減圧し、腸閉塞を解除する治療により良くなりますが、ねじれや圧迫が取れない場合には手術による整復が必要になることもあります。この場合、当然また傷口と腸管が再癒着する可能性があるので、腹腔鏡下手術で行うべきです。腸閉塞は原則としてお腹を切ったことのある方に起こりますが、ごく稀にお腹のなかの炎症がもとで癒着を起こす場合や、S状結腸が非常に長い方でそのS状結腸がねじれて起こるS状結腸軸捻転という病気があります。後者は内視鏡によりお腹を切らずに簡単にねじれを戻せます。しかし、お腹を切ったことのない方で腸閉塞は通常起こりませんので、むやみやたらとお腹を切られないように注意が必要です。

●開腹手術後の食事に関する注意事項

　食物繊維は原則として消化されないので、大きなかたまりの食物繊維を多く含む食物は腸が狭くなっている所に詰まりやすくなります。以下の物は腸閉塞を起こしやすいので開腹手術後は摂らないでください。とくに①こんにゃく（糸こんにゃくでも短く切ってください）、②昆布（腸のなかで水分を吸収して大きくなります）、③ミカンの皮、④固い肉、すじ、ホルモンなど溶けにくい肉類などは非常に詰まりやすいので摂取しないください。また、きのこ類、タケノコ・ゴボウ・レンコンなど固い野菜、海藻類、かまぼこ、もちなども詰まりやすいので摂取は避けたほうがよいのですが、すべて小さく刻むかミキサーにかければ摂っても構いません。また、麺類はよく噛んで食べてください。長いままの麺は詰まることがあります。冬場は鍋料理にはとくに注意してください。白菜などがつまりやすいからです。

コラム

99・9%原因はある

患者さんが訴える症状には必ず原因があります。たとえば「胃が痛い」という訴えを受けて胃の内視鏡検査をします。とくに問題なかったとすると、「神経質になっているのではないか?」と考えてしまいます。そうすると「神経性の胃炎でしょう」というような診断を下して、精神安定剤を処方することがあります。安定剤を飲むと少し意識レベルが下がりますから、それで胃の痛みが軽減されたり消えたりして、一見効果があったように見えます。これが本当の原因を追及する妨げになるケースもあるのです。

きちんと調べれば、99・9%原因は存在します。胃の例でいいますと、胃そのものに問題がなくても、痛みを感じる病気がいろいろあります。すい臓や胆のうが悪かったり、腸間膜脂肪織炎という病気が原因だったりもします。心臓が悪くて胃が痛いなどということもあります。さらに、虫垂炎（いわゆる盲腸炎）で胃が痛むことがあるというのも気をつけねばならない点です。婦人科系の病気が原因であることも、男性では睾丸捻転《こうがんねんてん》による腹膜刺激症状で胃が痛むなどということもあるのです。

だから、原因はできる限りきちんと探るようにしないといけません。

また、原因がひとつではなく複数あって症状が出るというケースもあります。ひとつの間違いのない原因が見つかって治療したけれど症状が消えない、などというときは、原因が複数あることも頭に入れて対処すべきです。

患者さんのほうも賢くなって、ひとつの原因に対して確かな治療をしてもらったけれども症状が消えない、というようなときには、他の病院で診断を受けるなどの知恵を働かせることが必要だと思います。

最近は「セカンド・オピニオン」ということが一般にもよく知られるようになりましたけれど、ご注意いただきたいのは、セカンド・オピニオンは、かならず前医よりも、臨床経験や技量が豊富なドクターに聞くということです。そうでないと、あちらこちらでドクター・ショッピングをすることになって、いろいろな医師からさまざまな情報を得てしまい、情報過多で、しまいには何がなんだかわからなくなってしまうことも多いのです。

経験や技量が上というのは、論文が多いとか医師の肩書きなどとは異なります。あくまで臨床経験と、診断・治療の技術が優れているということです。ただし、手術の数だけを誇るというのも感心しません。本当に必要があってする手術の数なのかどうかをチェックする必要があります。ある特定の分野で、術例数を増やすために不必要な手術を重ねているという例もあります。人工関節を使う手術や心臓の冠動脈にステントを入れる手術などは保険点数も高く病院の収益に寄与し、また器具を使用するので業者との癒着などがあり、まだ必要ないのに手術されているケースも認めます。雑誌、テレビやインターネットなどメディアで宣伝している病院は要注意であり、慎重な見極めが必要です。

肛門の病気とその治療

●痔の種類と特徴

肛門からの出血は、ほとんどが痔によるものです。大腸がんで出血するのは、かなり進行して手遅れになるような場合です。お尻のことだからと恥ずかしがって放っておくといつの間にか進行して、手術を要する事態に至りますから、早めに専門医を受診して適切な治療を受けるようにしましょう。

痔には3種類あります。

痔核＝いぼ痔

痔核はいわゆるいぼ痔のことで、さらに2種類に分かれます。

ひとつは粘膜の下の血管が腫れて肛門の内側でいぼになる内痔核です。痛みはあまりありませんが、大量の出血をもたらすことがあります。

もうひとつは肛門の粘膜や肛門周囲の皮膚の下の血管が腫れて血まめ状のいぼになる外痔核です。血栓性外痔核といいます。出血はあまりありませんが、強い痛みを伴います。

なお、両方が同時に発症する内外痔核というものもあります。

内痔核、外痔核ともに、軽症であれば、座薬や軟膏、そして緩下剤や消炎剤を併用して薬物療法で治療します。重症になると、いぼの部分を切除する手術が必要になります。

裂孔＝切れ痔

硬い便で肛門の皮膚に裂け目ができるのが裂孔、いわゆる切れ痔です。排便時に激しい痛みが伴い、そのために排便を我慢して便秘が悪化し、さらに傷がひどくなるという悪循環を招きます。

急性ですとまだ薬で治せる可能性があるのですが、慢性化すると治りにくくなり、手術が必要になってしまいます。便秘気味の人はとくに気をつけましょう。

痔瘻《じろう》＝穴痔

肛門と直腸の間から大便中の細菌が入り込んで炎症を起こし、患部に膿が溜まって肛門管や直腸粘膜に穴を開けてしまう病気です。化膿して激痛を感じ、発熱することもあります。薬では治せないことが多く、早めに手術することが大切です。

●その他の肛門の病気

このほかにも肛門の病気には次のようなものがあります。いずれも重症化すると入院・手術が必要になりますので、軽症のうちに飲み薬や座薬で治療しておきましょう。

脱肛

嵌頓痔核《かんとんじかく》

内外痔核が容易に肛門の外に飛び出てしまう病気です。

脱肛が慢性化し、内外痔核が肛門の外側に出たままになって元に戻らない状態です。腫れと痛みがひどくなります。

肛門膿瘍《のうよう》

肛門と直腸の境目にある肛門腺に感染が生じ、肛門周辺に膿が溜まってひどい痛みを感じます。発熱することがあります。

肛門小窩炎《しょうかえん》

直腸と肛門の境目にある歯状線の小さなくぼみが深くなって便がつまり、炎症を起こして痛みを生じる病気です。

皮膚痔

肛門下部の皮膚が腫れてたるみができる状態をいいます。スキンタグとも呼びます。

直腸粘膜の病気

直腸の粘膜が肛門の外へ飛び出る直腸粘膜脱と、粘膜が炎症を起こす直腸粘膜炎があります。

肛門ポリープ

肛門と直腸の境目に繊維の固まりがいぼ状に形成される病気です。だんだん大きくなることがありますが、がんではなく良性の病変です。

肛門狭窄

肛門が狭くなり広がらなくなります。便が出にくくなり、出ても細くなります。

肛門湿疹

肛門の周りに皮膚炎ができた状態で、かゆみをともないます。

●肛門衛生10か条

肛門の病気には多くの人が悩まされています。日常生活で次の10のポイントに気をつけるようにしましょう。

①　**毎日お風呂に入りましょう**　血行が良くなり、清潔さを保てます。最高の予防・治療法です。

②　**お尻をきれいにしましょう**　肛門を汚いままにしておくと細菌が繁殖します。排便後は温水肛門洗浄器（代表的な商品名はウォシュレット、シャワートイレなど）で肛門を洗うようにしましょう。

③　**便秘を治しましょう**　便秘をすると、腸内に溜まった便が排出時に肛門を傷つけ

ます。1日1回規則正しく排便する習慣をつけましょう。

④　下痢をしないようにしましょう　下痢は肛門を刺激するうえに、不潔になりがちです。細菌感染の心配もあります。ふつうの硬さの便が出るように心がけましょう。

⑤　トイレでは息まず、ゆっくりと　排便の際に息みすぎると、肛門に充血・出血が生じます。重い荷物を持ち上げたり激しいスポーツをしたりするときなども十分に気をつけましょう。

⑥　腰を冷やさないように　腰が冷えると血行が悪くなって肛門周辺にも影響を及ぼします。注意しましょう。

⑦　同じ姿勢を長く続けることは避けましょう　座りっぱなし、立ちっぱなしは、ともに肛門衛生という点で良くありません。ときどき休んで体操をするなどしてください。とくに長時間運転する仕事をされている方など、肛門が充血しないように気をつけてください。

⑧　酒や刺激の強い食べ物は避けましょう　酒などのアルコール飲料や辛子やわさびなどの刺激物は、あまり消化されないまま便に混じって出て来ますので、肛門を刺激して充血を起こさせます。摂りすぎないように十分注意してください。

⑨　**野菜を食べましょう**　繊維質の多い野菜や果物、海藻などを十分に摂って、便を出しやすくしましょう。

⑩　**正しい治療が大切です**　痔になったら早めに専門医を訪れて、正しい診断と治療を受けるようにしましょう。腸の病気でないことを確かめてもらうことも重要です。

●肛門洗浄について

痔の予防に一番役立つのが、ウォシュレットとかシャワートイレと呼ばれる温水肛門洗浄器です。肛門を清潔に保つことは、間違いなく痔にならないための第一条件なのです。

よく聞くのが、旅行とくに海外旅行で洗浄器を使えなくて困ったという声です。海外では日本ほど普及していませんので、たしかに考えなければならない問題です。そこでぜひおすすめしたいのが、携帯用の温水洗浄用シャワーです。値段は5000円～8000円程度で、痔になって病院にかかることを考えれば決して高いものではありません。

それから、肛門洗浄器を使っていても、洗うのはほんの短時間で、あとは紙でよく拭いて、という人がいますが、これは間違いです。紙というのはいかに柔らかくても、元はパルプ、すなわち木の繊維です。排便の後お尻を何回もこすっていると、肛門を傷つけることがあります。ですから、お湯で時間をかけてゆっくり洗って、紙を使うのは、最後に水分を軽く拭き取る程度にしてください。

コラム

腹腔鏡手術

腹腔鏡手術は、比較的新しい手術法の一つです。日本では1990年に、帝京大学医学部附属溝口病院の山川達郎先生によって、初めて腹腔鏡下胆のう摘出術が施行されました。さらに、大分大学学長の北野正剛先生はオリジナルの胃がん手術を世界で初めて発表して、現在世界内視鏡外科学会の名誉理事長を務めており、日本は腹腔鏡手術では世界の最先端の位置にあるのです。

私自身、腹腔鏡手術の最初のメンバーの一人で、現在でも内視鏡外科学会評議員を務めています。最初は、人間の組織に近い豚などの動物を使って、トレーニングを重ねました。それでも、習得するまで相当に難度の高い手術法であり、指導を受けながら少しずつ技術をマスターしなければなりませんでした。ですから昨今の、何でもかんでも腹腔鏡で……という風潮に、私は大いなる危惧を抱いています。

最近ある大学病院で大きな問題がありましたが、もしも手術によって、人が一人でも亡くなってしまったなら、その事実は、もっともっと重要視されるべきではないでしょうか。

基本的に私は、手術で人が死ぬのは、ありえないことだと思っています。手術を行った以上、その結果については医療側がとがめられるべきものなのです。

たとえば、提出論文の数のみで偉くなった技術の未熟なドクターが、いってみれば、自分のわがままで手術を行うのはいかがなものか。むしろ、偉くなった先生ほど、技術の優れた医師に頭を下げて、教えを請うべきではないでしょうか。そのことに、たとえお金がかかったとしても、それは教育費の一環として仕方のないことだと思うのです。

手術を何例も失敗するような医師には、そもそも素質がありません。極論すれば、手術をするべきではない、とさえ私は思います。

自らが手術をするよりも、より素質のある有能な若いドクターを鍛え、いろいろな研修に行かせて技術と経験を積ませることが、医者としての道理でしょう。

もっとも、今回の事件は、まさに氷山の一角。過去にも、胆石や前立腺がんの腹腔鏡手術で、何人もの患者が命を落としたということが複数の病院においてありました。やはりここは、医者が襟を正して、人命の尊さをもっと考えて行動すべきです。

私はこのような状況に陥ったひとつの原因に、いわゆる「白い巨塔」の影響があると考えています。

この作品により批判されたため、現在は、昔からあった医局の徒弟制度、医局の〝縛り〟というものがなくなり、若い医師が簡単に、自由に、あちらこちらの病院に移れるようになりました。しかし、これには、医師のわがまま放題が助長されてしまったという悪い側面もあるのではないでしょうか。

たしかに、従来の医局制度の悪しき部分は改善されたかもしれませんが、制度が併せもつ良い側面——医師を鍛えるために縛るという制度——が崩壊したことは、このような医療事故が多発するひとつの要因である、と私は考えます。

腹腔鏡手術に関しては、技術認定制度があるにもかかわらず、そのような事態が起きていますから、制度のない分野はなおさらひどい現実があることは容易に想像できます。

この先は、単なる表面的な技術認定制度ではなく、たとえ事故が1例でもあったら認定を取り消すくらいの厳しい処分が必要ではないでしょうか。

悔しくて、いてもたってもいられないはずの遺族のことを考えると、ひとりの医師として、そう思わずにはいられません。

第3章　がん　それぞれの特徴

ここまで胃がんや大腸がん、それに食道がんと十二指腸がんについて、関連する病気にも触れながら述べてきましたが、がんは全身にできる可能性がありますから、このほかにも注意すべきがんはまだたくさんあります。ここではそのうちの主なものについて説明することにします。

肺がん

●死亡者数はトップクラス

肺がんとは、肺の気管や気管支、肺胞の一部の細胞が何らかの原因でがん化したものです。２０１６年の厚労省の統計で、呼吸器（主として肺）のがんによる死亡者は7万３８３８人（男性5万２４３０人、女性2万１４０８人）で、すべてのがんによる死亡者のうち、男性では1位、女性でも結腸・直腸を合わせた大腸がんに次ぐ2位となっています。発生率の割に死亡率が高いので、治りにくいがんの代表格とされている病気です。「がんの初期症状を捉えることはむずかしい」「症状が現れてからでは遅い」ということを繰り返し申し上げてきましたが、肺がんでもご多分にもれず早いうちにそれと気づくことはなかなか困難なのです。

一般的な症状としては、なかなか治りにくい咳や血痰、胸痛、息切れ、声のかれ（嗄声）、呼吸の際のぜーぜー音（喘鳴）、などがあります。ただし、これらは必ずしも肺がん特有のものではありません。風邪やタバコのためだろうと高をくくってしまうことも少なくありません。

また、肺がんは進行の程度にかかわらず、こうした症状がほとんどない場合が多い病気でもあります。

●ハイリスク者は要注意

タバコの量と肺がんになるリスクとの間には明らかな相関関係があることが証明されています。1日20本以上吸う人が肺がんで死亡する確率は、吸わない人の約10倍です。ですから肺がん予防としてまずあげられるのは禁煙です。1日の喫煙本数×喫煙年数を喫煙指数といいますが、これが600以上の方は肺がんのハイリスクグループです。

ヘビースモーカーは半年に1回の検査を行っていても助からない場合があります。**喫煙していると、悪性度の高く進行が非常に早いがんが発生する可能性が高くなる**からです。

とくに女性には極力タバコを吸わないでいただきたいと思います。通常は、男の人の方が女性よりも予後（手術後の回復度合い）が悪い、つまり、治りにくいといわれています。ただ、**タバコを吸う人同士で比べると、女性の方が予後は悪いのです**。

また、まったくタバコを吸わないのに肺がんになる人も決して少なくありません。それに、喫煙の害はタバコを吸う人だけでなく、吸わない人にも及びます。いわゆる「受動喫煙」です。ヘビースモーカーのパートナーが肺がんになる危険性は、非喫煙者のパートナーの2倍から3倍といわれています。とくに女性はパートナーからの影響が無視できず、がん罹患の1・2％、がん死亡の1・6％と推計されています（男性はがん罹患の0・2％、がん死亡の0・4％）。

喫煙はがんだけでなく、心筋梗塞や脳卒中のリスクも高めます。自分だけでなく、家族や周りの人の健康を守るためにも、やはり喫煙者は禁煙や分煙に努めるべきなのです。「私はタバコを吸わないから大丈夫」と考えるのも大きな間違いです。**最近は、タバコを吸わない人も罹患する肺がん＝肺腺がんが増加し、男性の肺がんの40％、女性の70％に及んでいます**。現在では、女性ホルモン（エストロゲン）の過剰分泌が、肺腺がんリスクを高める要因のひとつと考えられています。また非喫煙女性のほうが、エストロゲンの影響が大きいことも指摘されています。初潮が早く、閉経が遅い、月経期間の長い女性やエストロゲン補充療法の経験者はエストロゲン過剰分泌のリスクにとくに注意していただきたいと思います。

もうひとつの原因は、汚染大気中の有害物質（細菌やウイルス、車の排ガス、タバコの煙、工場のばい煙）を肺胞が除去する際に発生する活性酸素です。それが正常な細胞まで傷つけてしまい、肺胞付近の細胞のがん発生リスクが高まるのです。

そういう意味では、石原慎太郎元都知事が東京都の大気汚染防止のために、トラックなど多量の排気ガスを排出する自動車を人口密集地の都内から排除したことは、数多くの肺がん発生を予防していると思います。まさに国民栄誉賞や文化勲章にも値する永遠の偉業だと思います。おそらく自動車業界や運送業界からのものすごい反対の圧力があったと思います。それを押し切ったことも素晴らしいことです。政治家も他の政治家の足を引っ張ってばかりでなく、また利害にとらわれず、このように未来志向で国民の健康を守るような英断をしてほしいと思います。

ハイリスクグループに属する方やそのパートナーはもちろんですが、そうでない方でも、上記のようなリスクを感じていらっしゃるのでしたら、早めに専門医を受診することをおすすめします。

●CTスキャンに期待

肺がんもやはり早期発見のむずかしい病気です。よく検診で行われている胸部X線検査では、がんの大きさが2㎝ぐらいまで大きくならないと見えません。心臓の裏側に隠れていたりすると、なおさら見つけるのは困難です。いまだに、人間ドックでさえこの検査で済ませている医療機関もありますので注意が必要です。**胸部X線検査は数十年前から行われている結核を見つける検査であり肺がんの早期発見にはまったく無意味だとお考えください。**

このことを証明する事実があります。公益財団法人「東京都予防医学協会」が運営している「東京から肺がんをなくす会（ALCA）」という組織が調査した数十万人の検診の結果、年に2回、CT（低線量へリカルスキャンマルチスライスCT）、喀痰細胞診（痰のなかにがん細胞が混じっていないかを確認する検査）、胸部X線撮影の3つを健診で行ったところ、胸部CTだけで見つかった肺がんが喀痰細胞診だけで見つかった肺がんはありました。しかし、胸部レントゲンだけで見つかった肺がんというのは「ゼロ」でした。このことからも肺がんの早期発見には胸部X線検査は無力だといえます。

一方で、治療の難しさもあって、大きくなる前に発見することが必須です。助かるがんというのは、がんの大きさが1㎝以下、大きくても2㎝程度といわれています。

これを見つけるために期待できるのが、胸部CTスキャンです。たしかにCTスキャンには従来から被曝線量の問題があるとされていました。しかし、胸部CTスキャン検査は脂肪の多い腹部や頭蓋骨に囲まれた頭部の検査に比べて放射線量が少なく抑えられるのに加え、近年新しい検査機器が次々に開発され、その結果、被曝線量もどんどん少なくなってきており、**今では飛行機でニューヨークへ行くのよりも少ない被曝線量のCTスキャンも開発されています。この器械だと小さいお子さんや妊婦さんまでも安心して検査が受けられるのです。**毎年の肺がんの早期発見のための検診としてに、まず選択したい方法です。

ただし、このようにCTスキャンは肺がんの早期発見に非常に有効ですが万能ではありません。というのは**CTスキャンでも盲点というのがあるからです。それは、肺がんが気管の中心部（肺門部といいます）にある場合です。**この場合、CTスキャンでも早期発見することは難しく、さらに悪いことには、この部分から発生するがんで非常に進行が早く悪性度の高い小細胞がんというのがあるのです。

これを補うために、私は喀痰細胞診（痰の細胞検査）を行っていますが完全とはいえず、食道胃内視鏡検査の際に気管から気管支の太いところまでついでに観察します。これはあくまでも簡易検査なので専門医による気管支鏡検査が必要となります。

すい臓がん

●すい臓の位置

すい臓は胃の裏側にある長さ20㎝ほどの細長い臓器です。消化液と血糖を調整するホルモンを分泌します。体の真ん中にあり、胃、十二指腸、小腸、大腸、肝臓などに囲まれています。ふくらんだ部分はすい頭といい、十二指腸に囲まれています。このような場所であるため、内視鏡などの検査機器の入る余地がありません。また腹部超音波検査でも、すい臓は胃の後方にあるため、超音波が胃のなかの空気によってはね返されてすい臓全体を見るのは非常に困難です。早期にがんを発見する方法が確立できていません。

●すい臓がんの怖さ

厚労省の統計によると、2016年にすい臓がんで亡くなった方は3万3475人、男女差はほとんどありません。実はすい臓がんの死亡数は肺がん、胃がん、大腸がんに次いで4番目に位置するのです。最近、現場ではとくに目立って見かけるような気がします。相撲の元横綱千代の富士の先代九重親方（享年61歳）や歌舞伎の十代目坂東三津五郎さん（享年59歳）、元楽天イーグルス監督の星野仙一さん（享年70歳）らがこの病気でお亡くなりになったのは記憶に新しいところです。いずれの方も比較的若い年齢で命を落としています。私の経験では最も若い患者さんで35歳という方がいましたが、これは非常に稀な例であり、通常は45歳以上になったら要注意です。

良性の腫瘍からがんになることはまれで、ほとんどの場合、ミリ単位の大きさのときから悪性度の高いがんとして発生し、進行が早いのが特徴です。

すい臓がんは、罹患数では胃がんや大腸がんの4分の1以下なのに死亡率が異常に高いのです。これは、**すい臓がんの早期発見が非常に困難なことと、進行が非常に早いこととが関係します。**

すい臓がんの進行が早い理由は2つあります。ひとつは、すい臓という臓器の特異性にあります。胃や腸は漿膜《しょうまく》というソーセージの皮のような強固な膜に包まれており、この膜ががんの進展を食い止める塀のような役割を果たしているのですが、**すい臓は後腹膜と呼ばれる腹膜の裏側にあり、大部分が腹膜に包まれておらず、周囲の血管や神経を豊富に含む軟部組織に直接接している**ので、がん細胞が腹膜という強固な塀を突き破る必要なく容易に進んでいけるのです。さらにもうひとつ、すい臓はたくさんの消化酵素を製造し貯蔵する場所なので、正常組織が壊されると多量の消化酵素が放出され周囲を溶かし、がん細胞が容易に広がってしまうのです。このような理由からすい臓がんの進行は他のがんに比べて圧倒的に早く、ちょっと気を許すとあっという間に手遅れになってしまいます。

他の多くのがんと同様、早期のすい臓がんにも特徴的な症状がありません。胃のあたりや背中が重苦しい、何となくおなかの調子がよくない、食欲がないといった漠然としたものや、体重の減少などが起こりますが、これらの症状はすい臓がん以外の理由でも起こるので、実際、がんか否かの見極めは非常に困難です。

明らかな痛みが出るのは、がんがすい臓の外側の神経に転移してこれを破壊するため、神経痛のような痛みがみぞおちから背中にかけて持続的に起こる場合です。神経に転移して痛みが出るのは、がんがかなり進行している状態になってからで、残念ながら治る可能性は非常に低くなります。

軽い小さながんでも、たまにすい炎を併発すると症状が出ることがありますが、ほとんどの場合症状は出ません。そして、通常の検診や人間ドックでは血液検査、腹部超音波検査、ＣＴスキャン検査などが一般に行われていますが、これでは早期発見は困難です。というのは、前述したように、**腹部超音波検査ではすい臓が胃の後方にあるため、胃のなかの空気により超音波が空気に跳ね返されて十分な検査が不可能だからです。**ＣＴスキャンでは、造影剤を使わないと治癒可能なすい臓がんを見つけることはできません。もっとも腹部超音波検査はすい臓の一部をきれいに見ることは可能なので、まったく意味のない検査ではありません。

すい臓がん検診として最も優れているのがＭＲＣＰ（すい臓に特化したＭＲＩ検査）です。この検査は造影剤を使わなくても小さいすい臓の病変を発見できます。また放射線被曝を受けないため年複数回検査しても問題がないため、すい臓がんのスクリーニング検査としては欠かせないものです。

血液検査に加えて、エコー（超音波）検査やＭＲＣＰを行い、異常が見つかれば造影ＣＴスキャンなどを駆使しないと、早期発見ができないというのが現実です。ですから、すい臓がんを助かる段階で見つけるためには、私のクリニックで行っているような検診法を少なくとも半年に1回受ける必要があります。1年以上経過してしまうと、手遅れになってしまう場合があります。

●すい臓がんと糖尿病

ところで、糖尿病とすい臓がんとが非常に関係が深いことは、糖尿病治療の専門家である内分泌科の医師の間でも意外に見落とされがちです。

糖尿病は、血糖を調整する役割をもつインスリンという物質が減ってしまう病気ですが、糖尿病だからインスリンが減るのは仕方がないと思っていると、実はすい臓がんが進行していることがあるのです。

インスリンというホルモンはすい臓のランゲルハンス島のβ細胞という細胞から分泌されるため、すい臓ががんに侵されて組織が破壊されこのβ細胞が減少すると、当然インスリンの分泌が激減し血糖値が上昇し糖尿病になるのです。すい臓がんでもインスリンの減少という症状が出ますが、糖尿病の患者さんの場合は、もともとインスリンの分泌が減っているので気づきにくいのです。

糖尿病でインスリンが減ったことによってがんになったのか、すい臓がんでインスリンが減ったことで糖尿病を併発したのかは不明ですが、糖尿病の患者さんにすい臓がんが多いことは確かですから、**糖尿病の人には必ずすい臓がんの検査を行うべきでしょう。**とくに、暴飲暴食などの原因がないのに、急速に糖尿病の数値が悪化した場合や、突然に糖尿病を指摘された方は要注意です。至急、すい臓の精密検査を行うべきです。

胆のうがん

●胆のうとは？

胆のうは、右の上腹部の肝臓の下に袋状にぶら下がっている臓器です。肝臓から分泌された胆汁を一時貯留し約10倍に濃縮する役目を果たしています。食物が十二指腸に達すると、胆のうが収縮して胆汁を排出します。

胆汁は栄養素の消化吸収を助ける働きをしていますが、胆のうがその胆汁を必要に応じて貯めたり放出したりしているのです。

この胆のうに異常が起こったときに病気が発生します。一番多いのは胆のうや胆管（胆のうと十二指腸を結ぶ管）に石ができる胆石症です。

私の外来では、胆石が25人に1人、胆のうポリープが11人に1人ぐらいの割合で見つかります。食生活の欧米化の影響で増えていて、人口の10～15％が胆石をもっているというデータもあります。腹部の超音波（エコー）検査で胆石の存在を知らされて初めてそれと知る人もいます。まったく症状が無いまま生活している無症候性胆石症の人も含まれています。

●胆石症

胆石症は、症状の出ない場合もありますが、上腹部の激痛に見舞われたり、ひどくなるとショック症状や黄疸が出たりする人がいます。がんを合併していることもあるので、早めに診断と治療を受けましょう。

詳しく述べると、胆石症は石ができる場所によって、胆のう結石、胆のう管結石（胆石が胆のう管に詰まる）、胆のう頸部嵌頓《けいぶかんとん》（胆のうの頸部＝出口のところに詰まる）、総胆管結石、肝内結石に分けられます。頸部嵌頓になると、胆のうのなかに胆汁が充満して胆のうがパンパンに腫れ右の脇腹に痛みや吐き気を催し、やがて化膿し高熱が出ます。また総胆管に詰まると痛みだけでなく黄疸や高熱が出ます。このような状態になったら緊急な処置が必要となります。というのは**肝臓や胆のうが化膿すると細菌が肝臓からすぐに心臓を通って肺にばらまかれて肺が真っ白になり呼吸不全になり命を落とすこともあるからです。胆石あなどるべからずです。**

現在は腹腔鏡下手術の発達で、2〜3日の入院による手術で取り除くことができますから、重症化したときのことを考えると、症状が軽いうちに手術を受けるべきでしょう。

胆石はその成分によって、①コレステロールが主成分のコレステロール結石、②血液中のビリルビンという色素が主成分の色素結石、③「まれな結石」と呼ばれる、炭酸カルシウムや脂肪酸カルシウムが主成分の結石、に分けられます。胆のう結石には①のコレステロール結石が、ほかの4か所の結石には②の色素結石が多いとされています。

胆石の8割はコレステロール結石で、何らかの原因で分解されなかったコレステロールが固形化して胆石症が発症することになります。食事の欧米化が大きな要因といわれていますから、肥満の人、コレステロール値の高い人、脂肪分の多い食べ物を好む人、とくに女性は注意が必要です。

胆石ができないように食生活に注意をはらうとともに、もし発症した場合は、手術を含め早めに適切な治療を受けるようにしましょう。

ここで皆さんからよく質問が出ます。「胆石症の場合、石だけを取るのではいけないのでしょうか?」「胆のうまで一緒に取ると障害が出るのではないでしょうか?」などです。

胆石症の治療は、数十年前には石のみ摘出していましたが、すぐにまた石ができてしまうのです。**胆のう自体に問題があるから石ができるので石だけとってもダメなわけです。**その他の治療法をみても、胆石溶解剤はほとんどの石は溶けることなく、たとえ溶けたとしても薬を止めるとまたすぐに石ができてしまいます。また超音波を使った結石破砕装置は腎臓の結石には有効ですが、胆石では合併症が多く現在は使用されません。また、胆のうを取っても胆汁は総胆管を通って十二指腸に流れるので食べ物の消化吸収にはまったく問題ありません。昔の本には下痢をすると書いてありますが、実際、私が診た過去600人以上の胆のうを切除した患者さんでは、まったく問題が生じませんでした。

●胆のうポリープはあまり怖がらなくてもよい

胆のうの粘膜が隆起し、ポリープができることがあります。といってもこれはほとんどがコレステロールの塊で、大腸ポリープのように放っておくとがん化する恐れの高いものではありません。

大きさが5㎜以下のものはがんである可能性はほとんどありません。5㎜～1㎝の場合も、6か月に一度ぐらい経過観察しておけばまず心配は要りません。ただし、1㎝を超えるもののなかにまれにがん化しているものがありますので、とくに形が平坦や不整形のものは注意してください。

ところで、ときどきポリープが胆のうの壁からはがれ落ちて、石のようになって胆のう管に詰まることがあります。胆のうポリープを経過観察していた人のなかで、激痛を訴えて来院する方にこのケースが見られます。超音波検査で調べてみても、胆石ではなくポリープだけなのですが、粘膜からはがれたポリープが胆のう管のなかに一時的に詰まり、それが痛みの原因になっているのです。これも適切な治療を受ければ治りますので、あまり心配しすぎないようにしてください。

それから、**この胆のうポリープにカルシウムが沈着してきて硬い石になることがあります。すなわち胆のうポリープが胆石症になるのです。**この場合、当然胆石症としての対応が必要となります。

●胆のうがん

一般的に腸壁は、粘膜、粘膜筋板、粘膜下層、筋層、漿膜《しょうまく》の5層の構造になっていますが、**胆のうは壁が薄く、粘膜の下のバリアーである粘膜筋板がありません。**そのため粘膜に発生したがんがすぐに筋層から下に潜りやすく、リンパ管や血管にがん細胞が侵入し、容易に周りの組織へと広がっていきます。したがって、胆のうがんは非常に進行が早いがんといえます。周りを肝臓、十二指腸、すい臓などの臓器に囲まれているため、胆のうにがんができると周囲の臓器にひろがったり遠くへ転移したりします。

胆石症などの治療過程で偶然早期に発見できれば、腹腔鏡手術で胆のうを摘出して完治させることができます。しかし内視鏡が直接入る場所ではないため、がんの早期発見はかなりむずかしいといわざるをえず、進行してすでにほかの臓器に転移した状態で見つかる場合が多いのも事実です。

前述の胆のうポリープのところで、ポリープは心配いらないと記述しましたが、このポリープからがんが発生するのも事実です。良性のポリープとの区別のポイントとしてはポリープの形と大きさが経時的に見て大きくなるかどうかです。まん丸くなく**平坦な形のものや短期間で大きくなるものは要注意**です。腹部超音波検査による丁寧でしつこいほどのフォローアップが早期発見には欠かせません。逆にCTスキャンやMRI検査では大きながんしか発見できません。

毎日の食事で脂肪分を控え、規則正しくストレスのたまらない生活を送って、胆石症とがんを予防するようにしましょう。そして、エコー検査をしっかり行うことを心がけていただきたいと思います。定期的なエコー検査が早期発見の入口になります。

肝臓がん

●沈黙の臓器

肝臓は人間の臓器のなかで最も大きなものです。大人では重さ1・2〜1・5kgくらいあります。

からだの代謝活動の要であり、糖、脂肪、たんぱく質といった三大栄養素をほかの臓器で使えるように変えたり蓄えたりする役割を担っています。また、アルコールや薬物など化学物質を無害な物質に変換して、体外に排出されやすくする機能も果たしています。肝臓がからだの「化学工場」と呼ばれるゆえんです。

　このように肝臓は、さまざまな働きをして人間の体にとってなくてはならない臓器ですが、日本人で肝臓に異常のある人は数百万人に上るといわれています。読者の皆さんのなかにも、健康診断や人間ドックで「肝臓が弱っていますね。お酒を控えましょう」などといわれ、「痛くもかゆくもないのにおかしいなあ」と思われた方も少なくないのではないでしょうか。

　急性肝炎、劇症肝炎などの急性期の病気を除いて、たとえばC型肝炎ウイルスに感染して慢性肝炎がかなり進行しているにもかかわらず、何も具合が悪くないといったケースのように、自覚症状がほとんどないのが肝臓疾患の特徴です。

「肝臓は沈黙の臓器＝我慢強い臓器」といわれます。それは肝臓がダメージを受けてもその影響が出にくく、症状として表に現れにくいということなのです。肝機能が低下して、黄疸などの症状が表に出てくる段階は、すでに肝細胞のほとんどがダメージを受けて壊れてしまっているということですが、それまでに肝臓が悲鳴を上げることは滅多にありません。実はこの我慢強さこそが問題なのです。自覚症状がないままに少しずつ静かに症状が進み、気づいたときには重症化していることも少なくないというわけです。

●他人事ではない肝炎

肝炎は比較的ポピュラーな病気で、身近な人から「肝炎になってしまって」との声を聞いた方も少なくないと思います。アルコールや薬物が原因の肝炎もありますが、実際にはウイルス性のもののほうがずっと多いのです。「肝炎はお酒飲みに多い病気」というような固定観念をおもちだとすると、それは間違いです。肝がんは、患者の約8割がC型またはB型の肝炎ウイルスに起因するとされています。かつては輸血、血液製剤、注射針の使い回しなどで感染が広がり、「薬害肝炎」が大きな社会問題となりました。しかし、現在はそれらの感染対策が進んだことで、肝がんによる死亡者数は2000年代初頭をピークに減少に転じています。

とはいえ、今でも65歳以上では100人に1～2人がC型肝炎ウイルスに感染していると推計されています。各地の保健所に行けば無料で検査が受けられる自治体も多いので、一度は感染の有無を確認して、感染していたら肝臓の専門医などに相談してみてください。

肝炎ウイルスにはいくつかの種類がありますが、日本において患者数も多く、重症化の恐れの多いものはB型とC型です。

B型肝炎

ひどくなると劇症肝炎になって命の危険にさらされることもあります。また慢性化して肝臓がんに進んでしまうこともあります。このウイルスは血液や体液を介して感染しますから、性的交渉による感染や出産時の母子感染にも気をつけなければなりません。大人が感染しても慢性化することは少ないのですが、4歳以下での感染は慢性化することが多いとされています。B型肝炎ウイルスのキャリアの女性が出産するときは、とくに母子感染への注意が必要です。

C型肝炎

感染時の症状は軽く、無症状の人もいるのがこのウイルスです。劇症肝炎の恐れはほとんどないものの、感染者の70〜80％は慢性化し、10年〜30年を経て肝硬変、肝臓がんに進行することが多いのです。

輸血や入れ墨、かつての集団予防接種や使い回しの鍼治療などによる感染が多く、新たな感染はほとんどなくなりましたが、日本でのC型肝炎のキャリアは250万人ともいわれ、自身がキャリアであることを知らない人も少なくないというのが実情です。感染から時間が経って、肝硬変や肝臓がんになってからでは治療がむずかしくなりますので、中高年で心当たりのある方は是非早めにHCV抗体検査（血液検査です）を受けてウイルス感染の有無を調べてみてください。

●C型肝炎の最新治療

C型肝炎ウイルスが原因の慢性肝炎の治療としては、インターフェロン療法が中心でした。この治療法は、効果のある人と、逆に悪影響のある人もいましたが、リバビリンとの併用、さらにはプロテアーゼ阻害作用をもつテラプレビルとの併用などで有効性が上がりました。

その後も日進月歩で研究が進み、現在はグレカプレビル／ピブレンタスビル配合錠などの有効な薬が開発されて治療に用いられています。遺伝子研究の成果を踏まえたタイピングが行われ、それにもとづいて薬物療法が行われるようになったのです。経口薬（飲み薬）のみで肝炎の治療ができる時代がやってきたといってよいでしょう。

●肝硬変とは何か？

肝炎が長年にわたって進んで肝細胞が障害され、それにともなって線維成分が著しく増え、そのことによって肝臓が硬化縮小してしまうのが肝硬変です。肝臓病の最重篤な状態といえます。肝臓がんへの移行が多くなります。そうでない場合でも食道静脈瘤破裂や肝性脳症など、致命的な合併症が起こりやすくなります。**肝炎の段階ではまだ元に戻る可能性がありますが、肝硬変に進んでしまうと、残念ながら不可逆的な状態といわざるをえません。**

かつて肝硬変は「大酒飲みのかかる病気」と思われていましたが、原因はアルコールだけとは限らず、今ではその70%がウイルス性の慢性肝炎から進んだものとされています。アルコールによる肝硬変であっても、半数近くの患者さんでC型肝炎のウイルスが陽性になっていることが明らかになっています。

●肝臓がんの怖さ

日本では、男性で死亡率4位、女性で6位のがんです。若い頃、子どもの頃に感染したウイルス性肝炎が進んで、働き盛りの人びとが肝硬変や肝臓がんに倒れていることが社会問題にまでなっています。

肝臓がんは、その発生初期にあっては、ほとんど症状が見られません。ただし、栄養代謝能力の低下により、乳酸などが蓄積すると、疲れが取れない、だるい（倦怠感）といった軽い症状が現れる場合があります。肝臓が痛い、あるいはお腹が腫れぼったいという症状が認められたときは、はっきりいってもう手遅れの段階です。

小さいがんは、エコー検査と血液検査でもＡＦＰ（α－フェトプロテイン）およびＰＩＶＫＡⅡという血清蛋白の一種を調べればわかるので、それを丹念にやることと、あとは専門医によるエコー検査、ＣＴスキャンとＭＲＩを駆使することが大切です。

肝臓がんは、後述する前立腺がんと並んで、**ＡＦＰおよびＰＩＶＫＡⅡという血液検査で早期発見が可能な少ないがんのひとつです。**肝機能異常がある方や脂肪肝が著しい方は少なくとも年2回の検査は不可欠であると思います。

なお症状が無いといっても、肝臓の左半分の部分に発生したがんが大きくなると、みぞおちにしこりを感じるようになります（心窩《しんか》部《ぶ》腫瘤《しゅりゅう》）。さらに、肝組織が広い範囲にわたってダメージを受けると、肝機能が低下した状態（肝不全）となり、黄疸をはじめとする多彩な症状が生じます。

●肝臓がんのリスク

ウイルス感染以外に、アルコール性肝疾患や、食生活（高エネルギー・高脂肪など）が原因で肝障害を起こす**非アルコール性脂肪肝炎から、肝がんになる場合も増加傾向にあります。**

日本人には、お酒に弱い、すなわちアルコールの代謝物であるアセトアルデヒドを分解する酵素の働きが弱いタイプが多いということもあり、飲酒は肝がんリスクを高めるという研究結果が多いようです。また、たばこはほとんどのがんのリスクを高めることがわかっており、肝臓がんのリスク要因でもあります。肥満や糖尿病も肝臓がんのリスク要因とされています。したがって**脂肪肝のある人は、ウイルス性肝炎の既往がなくても注意して定期的な肝臓の腫瘍マーカー検査や画像診断を行うべきです。**そして、適切な運動や食事の改善による脂肪肝の改善に努めるべきです。

●肝内胆管がんと生検の危険性

胆管というのは、肝臓から十二指腸まで胆汁を運ぶ管のことです。管にできるがん、とくに胆管浸潤型という、上皮に沿ってしみこむように広がるタイプでは、**初期のうちはしこりをつくらない**、すなわち超音波やＣＴ、ＭＲＩなどの画像診断検査では判別がつきづらいわけです。がんが大きくなって胆管がつぶれて肝細胞から産生された胆汁の流れが止められ、その部位より末梢の管が広がって胆管拡張という状態になると、超音波やCT、MRIなどの検査でわかるようになります。経過を見て胆管の拡張がだんだんに大きくなっていくことにより確診が得られますが、それまでにこれらの画像診断にて発見することはかなりむずかしいのです。女優の川島なお美さんがこの病気で亡くなったことはご存じのとおりです。

胆管の異常なので、血液検査で初期からγ-GTPやアルカリフォスファターゼなどの胆道系酵素といわれるものが上昇しますが、これらはお酒の飲みすぎやその他の肝炎でも上昇しますので、1回の検査ではそれらとの区別が難しいのです。

ここで注意しなければならないのは、**肝臓とか胆管にできるがんでは、むやみに穿刺針を用いて生検するとがん細胞が広がってしまうことがあるということなのです。**というのは、刺した生検の針穴から血液が漏れていき、そのときにお腹の内部にがん細胞も漏れて広がってしまうことがあるというわけです。だから、怪しかったら、生検などせずに切るほうが、選択肢としては正しいこともあります。

乳がん

●増えている乳がん

乳がんにかかる女性が増えています。かつて乳がんにかかるのは50人に1人といわれていましたが、最近では12～15人に1人にまで増加しています。ヨーロッパ系の女性に比べると日本人（アジア人）女性には少なかったのですが、その差は急速に縮まってきています。死亡数は罹患数の増加に比べると緩やかですが、増加の一途であることに変わりはありません。2016年の統計で1万4132人です。

なぜ増えているのかについては、いくつもの要因があげられますが、要するに食生活の欧米化や女性のライフスタイルの変化ということに結びつくようです。欧米流の高たんぱく・高脂肪の食事が増えて体格がよくなると、初潮が早く閉経は遅くなります。一方で女性が社会に出て働く機会が増えることは、妊娠・出産数の減少に結びつきます。これらのことから、一人の女性が生涯に経験する月経の回数が多くなります。月経の回数が増えればエストロゲンの分泌も増え、それが乳がんの発生や進行に影響するであろう、というように考えられています。シフト制の勤務など、不規則な生活がさらに悪い影響を与えるともいわれています。

ちなみに、乳がんは女性だけの病気かというと必ずしもそうではなく、少数ですが男性の患者さんもいます（先の統計で1年間の死亡者数は117名です）。女性化乳房が見られ、60歳台が最も多いところから、ホルモン・バランスの関係が考えられます。

●乳がんのセルフチェック

乳がんは普段の生活で目に触れやすいところに発生するため、自分で発見できる可能性の高いがんです。60％以上がセルフチェック（自己検診）によって発見されているといわれています。

入浴時や就寝時に、①乳房の変形や左右差はないか、②乳房や脇の下のリンパ節にはれやしこりはないか、③ひきつれはないか、④へこみがないか、⑤ただれているところはないか、⑥乳首に出血や異常な分泌物はないか、などをチェックします。

乳房の状態を日常的に確認することで、小さな変化が生じたときにも気づきやすくなります。異変に気づいたら、すぐに専門の医療機関を受診してください。その際、恥ずかしがったり躊躇したりすることは禁物です。

●何が有効な検査か？

よくテレビなどでも、乳がんの診断にマンモグラフィー検査（人の乳房をX線撮影する手法）を紹介していますが、実はいろいろと問題の多い検査です。

はっきりいえば、**マンモグラフィーでは、多くのがんは見つかりません。**所詮はX線で影を見ているだけ、しかも石灰化というがんにカルシウムが沈着しているか否かを検査するだけなので、おそらく2割か3割程度しか、がんを見つけることができません。マンモグラフィーを行い「異常無し」といわれたのに、エコー検査でがんが見つかった、といった話はいくらでもあります。

私のクリニックでも、**マンモグラフィーだけしか行っていない患者さんをエコー検査したところ、乳がんが見つかったというケースはかなり多いのです。**

マンモグラフィーは、あくまでも石灰化を見つける検査だとご理解ください。カルシウムが沈着しないようながん、要するにある程度まで大きくなっていないがんは、マンモグラフィーには映りません。加えて、成長してもカルシウムの沈着がないがんの場合は映らないわけですから、状況はより深刻です。

触診（医師が身体各部を手指でさわり、病状を知る方法）も、経験豊富な専門医が行わなければほとんど無意味です。私も医学生の時代、乳がん検診に派遣されたことがありました。その時点で、ほとんど経験のないドクターが触診をするわけですから、まともに見つかるはずがありません。

乳がんの場合は、エコー検査が一番有用です。これにより、9割以上の乳がんを見つけることができます。

ただし、スキルスタイプの硬がん（乳管の外側に砂をパラパラとまき散らしたように発育するがん）と呼ばれる乳がんは、エコー検査でも発見が困難なケースがあります。この場合、マンモグラフィーとの併用もありますが、それは全体のごく一部にすぎません。**ほとんどの場合は、マンモグラフィーよりはエコー検査の方が有効です。**

また、がんがわかった場合には、その性質を見るためにＭＲＩやＰＥＴを活用することが有効な場合もあります。

もうひとつマンモグラフィーの欠点として、放射線被曝があげられます。現在、米国では、放射線被曝の影響に関する研究に入っており、あと10年ぐらいで結果が出るといわれています。米国では20代からマンモグラフィー検査を積極的に行っています。それが原因で乳がんが多いのではないか、ともいわれているのです。それは、胃がんで行うバリウム検査が発がんの原因なのではないかといわれているのと同様の理由です。

●乳がんの遺伝子検査

乳がんの遺伝子検査はかなり予防に有効なので少し述べさせていただきます。遺伝的に乳がんを発症しやすい体質をもっている多くの人で、ＢＲＣＡ１遺伝子もしくはＢＲＣＡ２遺伝子と呼ばれる遺伝子のどちらかに、一般の人とは違う部分（遺伝子変異）が見られることがわかっています。また、ＢＲＣＡ１、ＢＲＣＡ２遺伝子に遺伝子変異が存在している人では、乳がんだけでなく卵巣がんも発症しやすい傾向があることもわかっています。ＢＲＣＡ１、ＢＲＣＡ２遺伝子は、細胞ががん化しないように機能していますが、これらの遺伝子にその機能が損なわれるような変化（遺伝子変異）があると，乳がんや卵巣がんなどを発症しやすくなります。ただし、ＢＲＣＡ１もしくはＢＲＣＡ２遺伝子の遺伝子変異をもっていても全員が乳がんや卵巣がんを発症するわけではなく、一生がんを発症しない人もいます。**ＢＲＣＡ１もしくはＢＲＣＡ２遺伝子の変異をもつ女性の**

場合、乳がんの生涯発症リスクは65〜74％、卵巣がんについてはＢＲＣＡ1遺伝子変異をもつ場合は39〜46％、ＢＲＣＡ2遺伝子変異をもつ場合は12〜20％とされています。男性がＢＲＣＡ1もしくはＢＲＣＡ2遺伝子の変異をもつ場合は、卵巣がんのリスクはありませんが、乳がんのリスクは6％程度といわれています。これらのことを考慮しながらさまざまな画像診断や血液検査を行うことが重要です。

卵巣がん

卵巣がんは、40代から増加を始め、50代前半から60代前半がピークになるといわれています。しかし最近は若い人にも増えていて、20代、30代の女性にもけっこう多いのです。

卵巣は、親指大の一対の臓器で、子宮の両脇に位置します。女性ホルモンの分泌や卵子の周期的な放出（排卵）などをつかさどっています。この卵巣には、お腹の内部に、いわば裸の状態で置かれているという特徴があります。胃とか腸のように、筋肉や膜に包まれているわけではないのです。つまり裏側にすぐ腹膜があるという構造になっていますから、短期間で病巣が腹膜に散らばってしまう、いわゆる腹膜播種による転移を起こしやすいのです。

ただし、**婦人科系のがんは抗がん剤が有効であることも多く**、上手な手術で患部をきれいに取ってから抗がん剤治療に結びつけると、かなり効果のある場合が少なくありません。ステージⅣから回復する例もありますから、簡単にあきらめないことが大事です。

初期にはほとんど自覚症状がありません。下腹部にしこりが触れる、おなかが張る、トイレが近い、などの症状を自覚して受診するときには、すでにがんが進行していることもよくあるのです。

腫瘍マーカーの検査も大切ですが、もっとも有効なのは、精密な超音波検査とＭＲＩ検査です。通り一遍の検査ではなく、卵巣や子宮にもきちんとリサーチの目を伸ばすことが重要です。そうすることによって、ボーダーライン（良性と悪性の中間に位置する）の腫瘍を発見することも可能になり、早期治療への道が開かれます。

子宮がん

子宮がんは子宮頸がんと子宮体がん（子宮内膜がん）に分けられます。子宮体がんは子宮内膜がんとも呼ばれるように、胎児を育てる子宮の内側にある、子宮内膜から発生するがんです。一方、子宮頸部や頸管の上皮から発生したがんが、子宮頸がんです。

これまでの日本人の婦人科領域のがんは、子宮頸がんが断トツで多かったのですが、近年では乳がんと子宮体がん、卵巣がんの発生が高くなっています。子宮頸がんは性行為で感染するヒトパピローマウイルス（ＨＰＶ）感染が原因ですから、誰にでもリスクがあるといっても過言ではありません。

子宮がんの罹患数は、地域がん登録全国推計値2012年では全体として年間約2万5200例で、このうち子宮体がんが約1万3600例、子宮頸がんが約1万900例、どの部位か情報がない子宮がんが約700例となっています（地域がん登録全国推計値2012年。上皮内がんを除く）。子宮がんの死亡数は、全体として年間約6400人で、このうち子宮体がんが約2200人、子宮頸がんが約2900人、となっていますが、ここで注目すべきは子宮頸がんよりも体がんのほうが、罹患数が多いということです。

●子宮体がん

子宮体がんにはある程度リスク因子があります。それは、卵巣から分泌される女性ホルモン＝エストロゲンです。その一方、若年性の子宮体がんにも注意を要します。若年性の場合は、多くは多嚢胞性《たのうほうせい》卵巣（ＰＣＯＳ）で長期間無月経である場合に発症することがあります。

子宮体がんは子宮内膜がんとも呼ばれるように、胎児を育てる子宮の内側にある、子宮内膜から発生するがんです。40代から多くなり、**50から60代の閉経前後で最も多くなっています**。近年は食生活の欧米化などに伴い増加しているといわれています。約8割はエストロゲンの長期的な刺激と関連していると考えられています。卵胞ホルモン（エストロゲン）には子宮内膜の発育を促す作用がありますので、卵胞ホルモンの値が高い方では、子宮内膜増殖症という前段階を経て子宮体がん（子宮内膜がん）が発生することが知られています。出産したことがない、肥満、閉経が遅い、月経不順（無排卵性月経周期）がある場合、また乳がんの治療でタモキシフェンという薬剤を投与されていたり、更年期障害の治療でエストロゲンの補充療法を受けていたりする場合も、発症のリスクが高くなることがわかっています。症状としては子宮体がんの患者さんの90％に不正性器出血が見られます。

子宮体がんの早期発見には子宮内膜細胞診や組織診などの検査が必要です。子宮の内部に細い棒状の器具を挿入して子宮内膜を少し採り、細胞と組織に異常がないかを調べる病理検査・病理診断を行います。

子宮体がん検診を受ける目安ですが、前に述べたエストロゲンの過剰と考えられる方以外に、35歳以下で3～6か月ほど月経が来ない方。35歳以上で不正出血がある方、また超音波検査で子宮内膜ポリープなど、子宮の内膜に異常が見られる方などは積極的に検診を受けるべきだと思います。

●子宮頸がんの検査

子宮頸がんは、最近何かと話題になっていますが、検診で早期発見が可能ながんです。恥ずかしがって受診を躊躇している方が多いのですが、命のことを考えればこの種のためらいは捨てるべきです。

私は腸の内視鏡検査の際、同意を得た女性には子宮の内視鏡検査も同時に行っています。恩師のドクター・シンヤ（新谷弘実博士）は「アメリカでは常識だよ。逆にこれをしないと問題にされるよ」とおっしゃっています。セクハラで訴えられるというリスクもあるため、私はきちんと同意書をとってから実施するようにしていますけれど、日本の消化器のドクターもそれぐらいのサービス精神をもたないといけないと思っています。わずか１分ぐらいの手間で手遅れのがんが防げるのです。つい最近、ご本人が希望されないという理由でこの検査を行ってこなかった60代の患者さんがお亡くなりになったという連絡がありました。症状がないからと安心していたのでしょう。毎年まじめに胃腸検査を受けている方だったので、非常に残念な思いをしました。

子宮頸がんの原因となるヒトパピローマウイルス（ＨＰＶ）は、性交経験のある女性なら多くが一度は感染するとされていますが、感染してもほとんどは免疫によって自然に排除され、がんになる人は一部です。とはいえ、「低年齢での性交体験がある」「性的パートナーが多い」「多産」「ＨＰＶ以外の性感染症に感染している」「喫煙している」といったことが子宮頸がんのリスク要因になるとされていますので、気になる方は産婦人科医に相談してみるといいでしょう。

膀胱がん

膀胱がんは男性に多いといわれ、男女比は４対１程度です。年齢的には、男女とも60歳以降で増加しますが、最近は40代の罹患もけっこう見られます。若年化に注意が必要と思われます。なお、意外に思われるかも知れませんが、膀胱がんの一番の危険因子が喫煙であるということも知っておいてください。

進行が比較的ゆっくりのため、症状はなかなか現れにくく、血尿や膀胱の違和感などで異常を自覚したときには、すでに相当進行しているということも少なくありません。

検査としては、膀胱鏡検査、すなわち尿道から内視鏡を入れて膀胱内部を調べる検査や尿細胞診が行われます。またＮＭＰ22などの尿中の腫瘍マーカーを調べる検査も有効です。

超音波検査（エコー）も重要です。膀胱のエコー検査は、おしっこが貯まったときでないとよく見えないという制約があります。私のクリニックでは、胃腸の内視鏡検査のときに脱水予防のために十分な量の点滴を行っています。当然おしっこが貯まってくるわけですから、**膀胱がパンパンに伸展した状態で超音波検査を行って膀胱を観察し、膀胱がんの早期発見に努めています**（その際女性では子宮や卵巣も観察しやすくなっておりそれらのがんが早期発見されたこともあります）。それで膀胱の壁が厚くなっていたり、ポリープが見つかったりして異常の見られる患者さんを泌尿器科の専門医に紹介し、内視鏡検査を受けてもらうようにして、早期治療に結びつけています。

膀胱がんに有効な放射線治療や免疫療法なども開発されつつありますが、現時点では抗がん剤はなかなか効きづらいのが実情です。それで、進行すると膀胱を全摘出しなければならなくなります。

全摘出で大変なのは、その後に人工尿道を付けなければならないということです。

人工肛門のことは、それが日常生活に大変な不便をもたらすということも含めて、比較的よく知られています。しかし、人が1日に出す便の量と尿の量は違います。人の1日の排尿量は1500～2000ccです。**人工尿道ではどれだけ大きな袋を付けなければならないかを考えると、生活の質（QOL）に大きな影響を及ぼすのは必定です。**したがって、膀胱がんに関しては、とくに早期発見・早期治療がいかに大切かを切に感じるところです。

前立腺がん

●前立腺とは？

前立腺は男性の膀胱の出口、尿道のはじまりの部分を取り囲むクリの実大の臓器です。形もクリの実に似ています。前立腺の役割については、まだ解明されていない部分が多いのですが、精液に含まれる前立腺液をつくっています。また射精における収縮や尿の排泄なども担っていることが知られています。

その構造はミカンに似ており、内側の実に相当する部分を「内腺」、外側の皮にあたる部分を「外腺」といいます。

加齢とともに、**内腺には良性の腫瘤ができやすくなり**、尿道を圧迫して尿が出にくい、尿の切れが悪い、排尿後すっきりしない、夜間にトイレに立つ回数が多い、などの症状が起こります。これが**前立腺肥大症**です。前立腺がんとは別の病気ですが、同時に起こることもあります。

●前立腺がんとＰＳＡ検査

前立腺がんは、前立腺の外腺にできる悪性の腫瘍で、日本でもがんによる死亡原因の上位にランク入りしつつあります。２０１６年の統計では1万１８０３人が前立腺がんで亡くなっています。

外腺にできるため、尿道を圧迫せず、尿が出にくいという症状が出ません（前立腺肥大症を併発している場合は、肥大症の症状として尿に関する障害が出ます）。ですから、がんが成長して直腸診ではっきりと腫瘍がわかる段階になっても、ほとんど自覚症状がないのです。

ただし、**前立腺がんの場合、早期発見・治療に非常に有効な血液検査があります。PSA検査です。**ＰＳＡは、英語の prostate specific antigen（前立腺特異抗原）の略で、主に前立腺から精液中に分泌されるタンパク質の一種です。前立腺に異常があると、このＰＳＡが血液中に大量に放出されて濃度が高くなります。他の臓器の異常では数値は変わらず、前立腺の異常にのみ反応することから、前立腺に特異的な抗原といわれています。また、前立腺がんでも数値に反応が出やすいことから、前立腺がんの腫瘍マーカーとして使われるようになりました。

前立腺がんは加齢により急速に増加します。50歳を過ぎたら年に1回はPSA検査を受け、予防と早期発見につとめましょう。わずかな量の血液で調べられる検査ですから、1回限りで安心せず、継続的に受けて精度を確かなものにしていくことが大切です。

●前立腺がんの治療

前立腺がんの治療は、がんが前立腺内にとどまっているか、外部に転移しているかどうか、転移がどこまで及んでいるか、などで違ってきます。さらに患者さんの体の状態や年齢、クオリティ・オブ・ライフに関する希望などもふまえて選択していきます。

患者さんの年齢によっては、がんの進行予測と期待余命（あとどのくらい生きられそうか）とを勘案して、経過観察を続ける監視療法という選択肢もありえます。しかしながら、国立がんセンターの情報サービスによると前立腺がんの病期別5年相対生存率はステージⅠからⅢまでは１００％なのです。つまり治ってしまうのです。ステージⅣでも64・１％なのです。ですから前立腺がんと診断されたら積極的に治療をするべきです。

積極的な治療法として、手術、放射線治療、内分泌療法（ホルモン療法）、化学療法などがあります。

ＩＭＲＴ（強度変調放射線治療）などの放射線治療は、比較的費用を抑えられますが、効果が低いことが欠点で、がん腫瘍が消えず、転移する場合があります。これに対して、陽子線治療や重粒子線治療は、通常の放射線治療と比較した場合、確かに高額ではありますが、その分、効果も期待できます。とくに**重粒子線治療は前立腺のように骨盤内に固定されていて呼吸性移動がなくほぼ円形で重粒子線が当てやすい臓器のがんには最適かつ最強です。**最近の研究では放射線療法の種類によらず効果は一定であるという結論が出ていますが、私の治療経験では明らかに重粒子線の治療成績が良いのです。

したがって私は、前立腺がんの患者さんを発見したときはまず、重粒子線治療を勧めています。これは前立腺がんの解剖学的特徴によります。**前立腺は前述したように外腺と内腺から成り、がんは外腺から発生します。**では外線の外はといえば胃腸にあるソーセージの皮のような固い漿膜《しょうまく》は存在せず、粗造な線維組織である被膜と、さらに脂肪組織に囲まれています。すなわち境界が明瞭ではないのです。したがってこの付近にがんが進展すれば外科的手術の場合取り残す危険があるからです。

実際に外科的手術後の再発率は20％程度あると聞きます。最近流行りのダヴィンチという器械を使ったロボット手術が脚光を浴びていますが、器械を使う以外は何ら今までの腹腟鏡下手術と変わらないのです。私が毎年5、6人程度前立腺がんを発見し重粒子線治療を紹介するようになって10年以上経ちますが、全員治癒しています。とくに手術や抗がん剤治療の統計上非常に悪性度が高く、手の打ちようがないと泌尿器科で診断された前立腺導管がん（特殊な組織型のがん）も重粒子線治療により完治しています。

同じ放射線治療でも組織内照射療法というのがあり、前立腺に放射線の小線源（ヨウ素125）を永久的に埋め込み、そこから放射線を前立腺に照射し、周辺のがん細胞を死滅させる治療法（低線量率永久挿入組織内照射法）と、一時的に前立腺内に針を刺入し、高エネルギーの放射線（イリジウム192）を前立腺内に照射する治療法（高線量率組織内照射法）があります。これについては米国でも1、2を争う頻度で行われていますが、私の患者さんでこの治療を受け、再発し亡くなった方をときどき見かけます。

私の経験上からは重粒子線治療がもっとも良い治療法だと思います。2018年の4月より保険適応になり、治療費用も以前ほどかかりませんので第一選択にすべきだと思います。この意見には私の知人の心あるベテランの泌尿器科医も賛同してくださり、無理には他の治療を勧めたりしません。

甲状腺がん

●甲状腺という臓器

甲状腺という名前をご存じの方は多いと思います。しかし、それが一体どんな臓器なのか、はたしてどんな病気があるのかと尋ねられても、よくわからないという方が、おそらく多数なのではないでしょうか。

甲状腺とは、喉仏の下にある蝶の形をした臓器であり、ホルモンを分泌する役割をもっています。

どういうホルモンなのか。一言でいうと、これは元気を出すホルモンです。このホルモンの分泌が過剰なとき（甲状腺機能亢進症）は、元気になりすぎ、動悸が起きたり、体力が消耗したりします。ほかには体重が減少したり、手足が小刻みに震えたりするといった症状が出ますし、ひどい場合、バセドウ病を引き起こすケースもあります。この病気はやせの大食いの原因のひとつとされ、たくさん食べているのにやせていくので、がんではないかと心配して病院を訪れる方がいます。

反対に、ホルモンが分泌されないと（甲状腺機能低下症）、元気がなくなり、からだの活動が低下します。寒さに弱くなり、風邪を引きやすくなったり、足がむくんだり、脈が非常に遅くなったり、便秘気味になったり、心臓に水が溜まったりすることもあります。

甲状腺は、軽く考えてはいけない臓器です。そして**甲状腺疾患は、専門医師による治療が必要で、決して一般内科が片手間で対処できるようなものではありません。また、甲状腺疾患には遺伝性があり、親子代々つながっている場合が非常に多いという特徴があります**。診療は必ず、専門医の元で受けてください。

●甲状腺のがん

ところで、甲状腺にもがんはあります。２０１１年の東日本大震災にともなう原発事故のあと、福島の子どもたちに甲状腺がんが相当数発見されたというニュースはご存じのことと思います。これについては、原発事故の影響なのか、それとも徹底的なスクリーニングが実施されたことで潜在的な罹患者が見いだされたのか、議論が分かれています。

この甲状腺がんですが、大きな特徴として進行が非常に遅いという特徴をあげることができます。がん細胞は数か月、もしくは数年単位でしか大きくならず、そのほとんどが、いわば〝おとなしいがん〟とされています。

もっとも、全体のほんの数パーセントですが、未分化がんという例外があり、これは同じ甲状腺のがんのなかでも、進行が非常に早いことがわかっています。

甲状腺がんのほとんどは、乳頭がんと呼ばれるがんで、進行が非常に遅いうえに初期段階では症状が出ません。がん細胞がある程度の大きさになると、のどの神経を圧迫するようになります。そうなると、のどには声帯を動かす筋肉を支配する反回神経が通っているので、声がかすれたり、息切れが起こったりします。

この甲状腺がんを見つけるには、基本的にはエコー検査を用います。熟練した医師であれば、5㎜から1㎝ぐらいのがん細胞であっても、必ず見つけることができます。

実は、甲状腺がんには、ひとつ問題点があります。それは、進行が非常に遅いので、医師のなかに「切らなくてもよい」と診断する人がいることです。

しかし、たとえ進行が遅くても、がんであることに変わりはありません。切らなければ、その後もがん細胞は大きくなりますし、もしも転移した場合、手術は大掛かりになります。おまけに、再発する可能性もあるわけですから、やはり甲状腺がんも他のがんと同様、気をつけなければいけません。

とかく、患者さんというのは、心情的に病気を甘い方向で考えたくなるものです。甲状腺がんは、数年単位で大きくなるがんですし、初期段階ではがんなのかどうかもよくわかりません。ですから医師に「切らないでいいよ」といわれれば、どうしてもその医師のもとで治療を受けたいと考えます。それを謳い文句に、患者さんを集めている病院も実際にありますが、この点はいかがなものか、と私自身は考えてしまいます。

●死なないがん？

甲状腺がんはまた、死なないがんともいわれています。

ここにひとつ、興味深いデータがあります。甲状腺がんの患者さんと、そうでない人を比較した場合、実は甲状腺がんの患者さんのほうが、むしろ生存率が高かったというものです。

なぜかといいますと、甲状腺がんの患者さんは病気であることを自覚していますから、定期的に病院に行き、診療を受けます。定期的に検査を受けることで、他の病気を早期発見することもでき、健康を回復できるわけです。これぞまさに、一病息災です。病気がなく健康な人よりも、ひとつぐらい持病があるほうが健康に気を配り、かえって長生きするという一例です。

私はかつて、日本の甲状腺疾患治療のパイオニアである野口病院（大分県別府市）で甲状腺に関して勉強したことがあります。手術も数多く手掛けました。ですから、甲状腺がんについても、さまざまな知識と経験を積むことができましたが、**甲状腺がんはやはり、見つかったら切るというのが正しい方法だと考えています。**甲状腺がんは非常にゆっくりと進行するので、数か月間隔の診察では大きさが変わらず、切る必要が無いといって患者さんを集めている医師がいますが、非常にたちの良いがんとはいえ〝がんはがん〟なので、長い経過のうちにやはり転移をします。転移のない小さいうちに手術を受けるほうが、合併症や再発が少ないので良いに決まっています。**医師から「切らないでよい」といわれると、どうしてもそちらを信じたくなるのが患者心理ですが、騙されないようにしてください。**この点に関しては日本一の症例数を誇る伊藤病院の伊藤公一院長も同じ見解です。

甲状腺疾患というのは、その特殊性からして、歴史があり経験豊富な病院で診断治療を受けることをお勧めします。甲状腺疾患の黎明期に、野口病院でいち早く修業して診療を行っているのが、東京の伊藤病院と関西の隈病院です。両病院は大都市にあるため症例数では家元の野口病院をはるかに凌駕しています。このような病院では野口病院と同様、手術数が圧倒的に多いため手術手技が熟練されており、合併症も少ないのです。日本ではこの3つの病院での手術なら間違いないでしょう。

第4章　ステージⅣからの生還

——高度先進医療の先を行く医療

がんのような重篤な病気には早期発見・早期治療で対応するのが一番なのですが、そうでない場合、すなわち早期発見を逃してしまったケースにどう対処するかということも重要になってきます。

いろいろな治療法を組み合わせて工夫して、治ったという例も少なくありません。ステージⅣだからといってあきらめずに、可能性を追求することが求められています。

私の臨床経験から

●大腸がんの例

大腸がんが盲腸のところにできた80歳女性のケースです。

盲腸の付近にできたがんは手遅れになりやすいのです。お腹のリンパ腺から、縦郭内さらには首のリンパ腺、肺にも転移してステージⅣです。腫瘍マーカーも数千のレベルに達していました。近くの病院で「治療はもう無理で、余命数か月」といわれ、ホスピスを紹介されていました。そのような状態で私に相談があり、80歳ではありますが頭脳明晰で、本人もご家族も生きることに対して懸命であったため、取りあえずＣＴ、ＭＲＩ、超音波検査などを行いました。

その結果、不幸中の幸いで、原発の大腸がんはお腹の内部にとどまっていて、腸の壁を突き破っていないようでした。腸の裏側の脂肪組織のところで止まっていたのです。いわゆる腹膜播種が無いと判断できました。

これは何とかなるのではないかと考え、とりあえず放射線治療を試みました。IMRT（強度変調放射線治療）という、コンピューター制御で複数あるがんをいっぺんに攻撃できる治療を行ってみました。同時に免疫チェックポイント阻害剤を併用した免疫治療も駆使してみました。抗がん剤はまったく使いませんでした。抗がん剤治療にはプラス・マイナスがあって、この場合は免疫細胞を破壊するマイナス面のほうが大きいと判断してあえて避けたのです。

外科手術もしました。手術するドクターには「開けてみて、お腹のなかに散らばっているようだったら、主病因の部分だけ摘出することにしましょう。固まっているようだったら、広範囲であってもがんは全部取ってほしい」と依頼しました。

それで腫瘍マーカーであるCEAやCA19-9も2～3以下まで下がり、CTやMRI（／PET）検査も行っていますが、その後再発していません。

●膀胱がんの例

膀胱の周囲のリンパ腺や骨、肺と首にまで転移したステージⅣの膀胱がんの60歳男性の例です。膀胱は数か月前に全摘してありました。某大学病院で転移再発に対して強力な抗がん剤療法がなされていましたが、まったく効果なく進行する一方です。腰椎に転移しており、激しい疼痛があり麻薬をつかっていましたが、それもまったく効果なく、大学病院ではお手上げの状態で、余命3か月と診断されました。

これも、諸検査にてリンパ節や肺、骨、などに転移があるものの腹膜播種がなかったので、まずＩＭＲＴを実施して、並行して免疫チェックポイント阻害剤による免疫療法、遺伝子治療など、考えられる限りの治療を試みました。抗がん剤は効かないのでまったく使いませんでした。すると、まず腰椎転移の部分の痛みが激減したため、治療有効と判断し、これらの療法を2回行い、何とかがんは消えました。その後2年間まったく再発を認めておりません。

●子宮頸がんの例

抗がん剤が効かず、手術不可能であるステージⅣの子宮頸がんの48歳女性の患者さんです。諸検査の結果、幸いにも腹膜播種が無かったため、まずＩＭＲＴによる放射線治療と免疫チェックポイント阻害剤による免疫療法を駆使して腫瘍の広がりを小さくしたところ、手術可能な状態になったため、手術療法を行って治療に成功しました。

●すい臓がんの例

すい臓がんは非常に予後の悪い疾患として有名ですが、それに対しても果敢に挑戦をしています。そもそもすい臓がんは、手術時にがん細胞が予想以上に広がっていることが予後不良の原因です。私はこの状況を何とかしようとして、手術前に放射線治療と免疫療法と組み合わせて行い、非常に良い結果が得られています。さらには、70歳女性ですが、3か月前にＣＴスキャンやＭＲＩ検査にて明らかにすい臓がんとわかる状態だったのですが、その病院では検査をフルコース、細胞診まで行いながら、3か月の間症状が進行する一方なのにまったく治療しておらず、がん細胞が後腹膜の神経にまで及んでいました。非常に強い鎮痛剤と麻薬を使っても激しい痛みが治まらない、外科的切除不可能な状態でやってきました。もちろんステージⅣでした。

幸いなことに、腹膜にがん細胞が散らばる腹膜播種は無かったので、治療を開始しました。もちろん放射線治療と免疫療法との組み合わせです。治療から約1か月で痛みは消失し、現在約半年経っていますが、画像上ほとんどがん細胞が消失しており、治療の指標である腫瘍マーカーのCA19-9の値も治療前の2000から90まで劇的に低下した状態になっており、がん細胞が残っていれば手術可能な状態になっています。

これらの患者さんは幸いにもステージⅣからの生還を果たしたわけですが、いずれも腹膜にがん細胞が散らばっていない、つまり腹膜播種が無かった例です。腹膜播種があるとお腹の内部に次々と新しい転移巣が出てくるため、現代の治療法では残念ながら完治は望めないというのが実情です。

さらにいうと、これらの治療には1000万円単位の費用がかかりますので、とにかく早期発見・早期治療が肝心であるということを付け加えておきます。

最先端医療と進行がんの治療

●放射線治療と免疫療法との組み合わせ

放射線治療と免疫療法との組み合わせは、上述の私の臨床例のように、ステージの進んだがんの治療でも絶大な効果を上げることが証明されました。免疫療法と放射線療法の間の相乗作用なのです。このことは、米国のがん治療で最先端に立つMDアンダーソンがんセンターを中心として臨床治験がなされており、米国では一般的にその有効性が知られるところとなっています。

その理論的背景を少し見てみたいと思います。

放射線治療では、照射した腫瘍細胞が変性して免疫療法に効きやすい状態になるのです。さらに、腫瘍細胞が破壊されることにより腫瘍抗原が放出され、この腫瘍抗原の刺激によってT細胞が活性化され、抗原抗体反応いわゆる免疫反応が起きるのです。これはわれわれが普段受けるインフルエンザなどの予防接種と同じように、**がん細胞がワクチンの働きをするようになるのです。**そして、放射線照射を受けていない遠く離れた部位も含めて、体内の腫瘍細胞を攻撃するようになります。つまり、放射線は、効果的にがんをワクチンに変えることができるのです。

放射線が局所では腫瘍を縮小させる一方で、全身では免疫応答を誘導するということの現象は、アブスコパル効果として知られています。さらにオブジーボなどで知られる〝免疫チェックポイント阻害剤〟などの免疫療法を加えると、免疫細胞ががん細胞を攻撃しやすくなるので、がんに対する免疫反応を増強することができるのです。

ここで、免疫チェックポイント阻害剤について簡単に説明しましょう。

免疫細胞ががん細胞を攻撃する際、がん細胞も頭がいいもので、免疫細胞の攻撃を防ぐような鎧のようなものを被っていると想像してください。**免疫チェックポイント阻害剤はその鎧を破壊するので、免疫細胞ががん細胞を効果的に攻撃撃退できるのです。**

実際にＭＤアンダーソンがんセンターにおいて、甲状腺未分化がんという生存期間中央値がわずか約2か月という、とても悪性度の高いがんの患者さん、しかも肺に5か所ほど転移がある患者さんに対し、そのうちの1か所に放射線治療を行いました。すると他のすべての転移巣が1年のうちに消え去ったという例が報告されています。

日本の医学界では、免疫療法を全面的に否定する医師が未だに多いのですが、これらの医師は免疫単独療法のころの治療成績しか見ていません。免疫チェックポイント阻害剤やがんペプチドなど、その後の著しい進歩に取り残されているといえるでしょう。現に私も、患者さんの治療を通して今までの医療をくつがえすような革新的なこの治療法の素晴らしさを実感しております。

非常に精密なＩＭＲＴに遺伝子治療薬を加えてより強力な放射線治療を行うＣ４クリニックの青木幸昌医師、サイバーナイフという特殊な放射線を使ってがんを死滅させる宇都宮セントラルクリニックの佐藤俊彦医師、免疫療法ではつねに最先端を追い求めるプルミエールクリニックの星野泰三医師、カテーテルを使ってがんを追いつめるクリニカＥＴの奥野哲治医師――いずれも素晴らしい医療を提供しています。このような先生方の協力を得て、今まで不可能といわれていた患者さんの治療でよい結果が得られています。

私の経験やいろいろな報告をまとめてみますと、**膀胱がん、乳がん、消化管のがん、すい臓がんなどでは、免疫療法が明らかによく効いています。**

●光免疫療法（近赤外光線免疫療法）

まだまだこれからの治療ではありますが、今後有効な治療法となりうると思われる医療をもうひとつ紹介しておきます。

光免疫療法（近赤外光線免疫療法）です。これは米国立衛生研究所（ＮＩＨ）の小林久隆主任研究員が開発しました。がん細胞表面のたんぱく質に結びつく「抗体」に近赤外光に反応する化学物質ＩＲ７００を取り付けた薬剤を患者さんに注射します。続いて患部に波長700ナノメートルの近赤外光を当てると、IR700が光を吸収して発熱することで化学物質が反応し、がん細胞の細胞膜が傷つき、破裂します。壊死したがん細胞からは、細胞内の物質が細胞外へ放出されますが、免疫細胞はこれらを異物として感知し、がん細胞を破壊するがん細胞傷害性T細胞が活性化し、がん細胞を攻撃するのです。マウスでの実験ではマウスの延命効果が確認されました。

米国では2015年から治験が始まり、これまでに頭頸部がん患者15人のうち7人のがんが無くなり、残る7人のがんが縮小する効果が確認されたということです。従来のがん治療よりもがん細胞をピンポイントで攻撃できるため、副作用が少ないと期待されています。

しかし、最近メディアで革命的な治療として紹介されているのは若干過大な報道であり、病気を完治させるものではありません。まだまだ研究段階といってよいでしょう。こうした報道のなかに「エクソゾームという名前の微粒子に対する抗体を使ったがん細胞の認識により血液一滴でがんの早期発見が可能」という形で報道されている例がありますが、これも最終的には、今まで革新的だと報道されてきた数々の医療技術と同じように、大きながんを完全に消滅させるような形でのがん克服にはつながらないでしょう。

ただし、免疫チェックポイント阻害剤のように10～20％の症例で有効性が認められるような医療技術にはなりうる可能性があります。とくに転移予防には非常に有効性を発揮すると思われます。今の段階ではあくまでも臨床研究中なので、過度な期待はせずに受け止めていただきたいものです。もちろん他の先進的な医療と併用した場合、非常に有効性が高まると思い、期待はしています。

●進行したがんほど早く手術すべき

がんは、初期の小さながんのうちはあまり目立ちませんが、その大きさはあるところから急速に対数的に大きくなっていくのです。がん細胞は分裂することにより倍々に増えてゆき、急上昇するように大きくなってゆくということです。正に倍々ゲーム的な増え方になります。

とくに進行がんの場合、大きさが最低2㎝はありますので、これがあっという間に4、8、16㎝いうように一気に大きくなります。初期の小さながんの場合、肉眼視できるのは2～3㎜ですから、倍になったとしても、4、8、16㎜といった具合で、同じ時間でも大きくなり方、すなわち進行具合が異なるのです。

ですから、大学病院などで、進行がんを発見したにもかかわらず「手術まで何か月待ちです」などといっているのは、手遅れになる可能性があり、人道的にも大問題で、もってのほかだと思います。患者さんのためにも、すぐに信頼できる他院を紹介すべきです。

検査にしても同様で、「何か月先まで予約がいっぱいで」などと、得意気にアピールするのはいかがなものでしょうか。私にいわせれば、逆にスキルやキャパシティの乏しさを表明しているようなものです。私のクリニックでは、緊急を要する場合は昼休みとか早朝や夜間とかを利用するなどして、1週間以内に検査するようにしています。進行がんというものの性質をよくわきまえていれば、自ずからこういう対応をするということになるのではないでしょうか。

●抗がん剤の効くがん　効きにくいがん

抗がん剤で完治する可能性のある疾患は、急性白血病、悪性リンパ腫、精巣《せいそう》（睾丸《こうがん》）腫瘍、絨毛《じゅうもう》がんなどです。卵巣がん、小細胞肺がん（肺がん）にも、これらに次いで有効です。抗がん剤は、その人に発生したがん細胞により、効くときは劇的に効くことが多いのです。

国立がんセンターの情報サービスによると、抗がん剤により病気の進行を遅らせることができるがんとしては、乳がん、卵巣がん、骨髄腫、小細胞肺がん、慢性骨髄性白血病、低悪性度リンパ腫などがあります。投与したうちの何%かで効果があり、症状が和らぐというのが、前立腺がん、甲状腺がん、骨肉腫、頭頸部がん、子宮がん、肺がん、大腸がん、胃がん、胆道がんなどです。効果がほとんど期待できず、がんが小さくなりもしないというがんに、脳腫瘍、黒色腫、腎臓がん、すい臓がん、肝臓がんなどがあります。

このように、**抗がん剤というものは、ほとんどが病気の進行を遅らせるだけといってもよいのです。**抗がん剤はそのほとんどが「劇薬」や「毒薬」のカテゴリーに属する薬であり、その副作用は、正確には毒性と呼びます。したがって、効かなかった場合は、すぐに抗がん剤の使用を止めて、違う治療を模索することが結果的に延命効果がある場合が多いのです。完治に向けた抗がん剤の使用は否定しませんが、延命に向けた抗がん剤の治療は、かえって寿命を縮めることが多いということは覚えておいたほうがよいと思います。

ここでひとつの指標となるのが5年生存率です。がんの進行度がステージⅢ、ステージⅣなどの進行したがんでは、抗がん剤治療が不可欠となり、これらの進行度のがん患者さんには抗がん剤治療がほとんど行われています。

ということは、これらの進行度のがん患者さんがどれくらい長生きしたかを調べることにより、治療の有効性が推察できます。とくにステージⅣはがん細胞が手術などによって取り切れていないか、その可能性が大きいものなので、このステージの5年生存率が良いものは、抗がん剤やその他の治療が有効だといえます。これらのがんではステージⅣであっても頑張って治療するべきだと思います。

国立がんセンターの情報サービスによると、各がんの5年生存率はステージⅢ、ステージⅣで、すい臓がん6・1%、1・4%、子宮体がん68・3%、16・8%、卵巣がん44・2%、28・3%、膀胱がん60・7%、15・9%、食道がん26・4%、12・2%、胃がん47・2%、7・3%、大腸がん82・1%、18・5%、乳がん80・3%、33・0%、ホジキンリンパ腫65・3%、44・7%、非ホジキンリンパ腫64・0%、54・6%です。**ホジキンリンパ腫や非ホジキンリンパ腫などの悪性リンパ腫は非常に良く、ついで卵巣がん、乳がんなどです。**もっとも乳がんの場合はホルモン療法が非常に有効なためかと思われます。これらのがんでは薬物療法の価値があると思われます。

第5章　循環器・脳、整形外科の病気

心臓病・血管の病気

●心臓病治療の注意点

心臓病の診断において、心電図は、はっきりいってほとんど無意味です。発作がない場合、心電図では異常を認めません。たとえば、冠動脈が90％ふさがっていても、その事実は心電図には映らないのです。**心臓発作が起きたときにはじめて心電図に異常が出るわけで、健診での心電図検査は心筋梗塞の予防にはほぼ無力です。**

心臓病、とくに虚血性心疾患（＝冠状動脈硬化症）の場合は、**冠動脈ＣＴスキャンと冠動脈カテーテル検査が必須です。**そして**不整脈には、24時間心電図検査とアブレーション治療が有効です。**とくに不整脈は、発症してから治療までの期間が短ければ短いほど治療成績が良いので、早めにアブレーション可能な医師に相談することが重要です。ただし、どちらも内視鏡と同様、検査技師の技術にかなりの差がありますから、病院を選ぶ際には注意が必要です。

●冠動脈疾患の治療

まず冠動脈カテーテル検査では、東京ハートセンターの細川丈志医師が世界的に圧倒的な技量をもっており、1日に20人以上の患者さんのカテーテル検査を行っています。しかも使用する造影剤の量が50ミリリットル以下という少なさのため、腎機能の低下した患者さんでも入院不要で検査可能なのです。さらに冠動脈に狭窄があれば瞬時にステントを入れて心臓の血管の狭くなっているところを広げるのです。夜間緊急でも対応してくれるので安心です。

しかし、どうしてもカテーテルでは対応できない冠動脈狭窄もあります。その場合、この病院にはもう一人世界一ともいえる外科医がいます。それが恵比須南ハートクリニックの理事長兼東京ハートセンター顧問の南和友医師です。南医師はドイツの症例世界一の病院の元副院長であり圧倒的な手術数を経験しており、冠動脈疾患だけでなく弁膜症や大動脈疾患において、日本国内の症例数一番の医師よりもすべての分野において10倍以上の経験を有する医師で、あっという間に心臓の手術を終えてしまいますのでさらに安心です。

●不整脈とアブレーション治療

次に、不整脈とアブレーション治療に関してもう少し述べておきます。

心房細動と診断され、ワーファリンやパナルジン、プラビックスといった錠剤を医師からたくさん処方されることがあります。しかし、心房細動の場合は、そのほとんどがアブレーション治療によって対処できます。足の付け根などの太い血管からカテーテルと呼ばれる管を入れて、心臓内部の不整脈の原因となっている部分を、高周波電流で小さく焼き切ります。そして手術が成功すれば、不整脈の根本的な治療をすることができるのです。

このアブレーション治療の第一人者が横浜共済病院の高橋淳医師です。高橋医師は世界で初めてアブレーション治療を報告したメンバーの一人で、この治療のいわばパイオニアであり、治療成績も治癒率90％以上と圧倒的に良いのです。このアブレーション治療も消化器内視鏡治療と同じく医師の技量により大きく異なり、未熟な医師では不整脈が良くならないばかりか、心臓に穴が開いたりしますので、医師選びが重要です。

ワーファリンやパナルジン、プラビックスといった錠剤は、たしかに血液をサラサラにし、**血栓を溶かす効果が認められますが、出血傾向が強く、見方を変えれば非常に怖い薬でもあります。**仮に長期間にわたって服用し、もしも事故があったような場合、出血が止まらない危険性があることを覚えておいてください。

そのような薬を飲んでいて、手や足を何かの拍子で思い切りどこかにぶつけたとき、黒ジミになるような場合は、とくに注意してください。黒ジミは、薬が効きすぎている証拠なのですから。

もっとも、これらの薬は、逆に効きすぎじゃないと意味がないといわれていますから、そもそも薬を服用すること自体にはたして意味があるのか、まずはその点から疑問視するべきなのかもしれません。

米国などは肉食中心で、しかも乳製品をたくさん摂っていますから、動脈硬化が非常に進み、心筋梗塞や脳卒中になる人が多くいます。そのため、ある程度の年齢になると、ほとんどの人が血をサラサラにする薬を飲み続けます。このことはあまり知られていませんが、こうした薬の副作用で亡くなる人が、年間数千人いるといわれています。

●心臓弁膜症と内視鏡検査

心臓弁膜症というのは、心臓のなかにある逆流を防ぐ弁が異常をきたす病気です。私のクリニックでは、80歳以上の高齢者や心臓に問題がありそうな方には、内視鏡検査前に心臓超音波検査を受けていただくようにしています。

というのは、検査時に軽い麻酔薬のようなものを投与して楽に安全に検査を受けていただいていますが、心臓の状態が悪いと麻酔薬の影響によって血圧が低下したり、予期せぬ合併症が起きたりする可能性があるからです。このように、通常の外科手術と同じくらいもしくはそれ以上の注意を払っているので、20万例以上無事故で内視鏡検査が行われています。

その際に最も注意すべき病気が弁膜症なのです。

弁膜症はいくつかに分かれますが、ひとつは弁が壊されて機能しなくなり、逆流がひどくなる弁閉鎖不全症です。血液が心臓のなかへ逆流するため心臓がふくれてゆき、心臓の筋肉が伸びきったゴムのようになって、十分な心臓の収縮ができなくなる心不全という状態になります。このようなときに麻酔薬をたくさん使うと心不全が悪化します。

さらに、弁が硬くなりその部分が狭くなる弁狭窄症はもっと危険です。というのは、心臓から血液を体のほうに押し出そうとするとき、弁が狭くなっているため血液が心臓からうまく出てゆかず、最悪の場合、消化器内視鏡検査時に胃腸の動きを止める薬を使うと心臓が止まってしまうこともあるからです。慎重な検査が必要とされます。

心臓弁膜症というのはそもそも弁の変形であり、基本的には外科的な治療を必要とする病気です。薬では弁の変形など治るはずはないのに、循環器内科の医師が心不全の治療で形だけはなんとか症状を取るようにして、結果的に外科手術が不可能なくらいに悪化してしまった症例も経験しています。したがって、この病気を発見したときはまず外科医に紹介することにしています。

●静脈瘤

静脈瘤という、血管がコブのように膨らんでしまう病気があります。これは、静脈のなかで血液がうっ滞（血流などが静脈内などに停滞した状態）して起こり、その結果、血のかたまりができてしまうものです。

下肢静脈瘤という病気をご存じでしょうか。静脈の血管のなかには、血液の循環をスムーズに行うために「ハ」型の弁がついており、血液の逆流を防いでいます。下肢静脈瘤は、この血液の逆流を防ぐ静脈の弁が正しく閉じなくなり、血液が逆流することによって起こる病気です。

ところで血管には、きれいな血液を運ぶ動脈と、汚れた血液を運ぶ静脈の2種類があります。動脈が心臓から足元へ血液が送られるのに対して、静脈は足元から心臓へ向かって血液を戻します。

下肢静脈瘤によって血液が逆流すると、血管のなかで固まってしまい血栓を生じ、その血栓が足から直接心臓に向かい、心臓から肺に流れます。そうなると、血栓で肺が詰まってしまい、結果として肺梗塞を併発、肺の組織が死んでしまいます。

肺梗塞にかかると、突然胸に激痛が走ります。肺の血管が詰まり、肺で酸素交換ができなくなりますから、息ができなくなり、致死率もきわめて高くなります。油断のできない病気ですから、足が腫れたりむくんだりした場合は必ず専門医のところで受診して、手術が必要かどうかを診てもらうべきです。

下肢静脈瘤は、治療せずに放置しがちの方もいらっしゃいます。

しかし、下腿色素沈着や潰瘍形成などの重い症状に発展するケースもありますし、血管がふくらむだけでなく、痛み、体のだるさ、むくみ、かゆみ、こむら返りなどを誘発し、日常生活に支障をきたす場合も多い病気です。よって、早期発見・早期治療をお勧めいたします。

この下肢静脈瘤に対する最も根治的な治療法は、ストリッピング手術と呼ばれるものです。下肢静脈瘤の根治的な治療法として古くから行われているもので，静脈瘤ができている静脈を引き抜いてしまう手術です。その静脈を引き抜いても、血液は足のほかの静脈を通って心臓に戻るので、心配はありません。また、輸血の必要もなく、非常に安全な手術であり、術中・術後の副作用はきわめてまれです。しかも再発率が低いのも特徴です。

従来は、少なくとも1週間程度の入院が必要といわれてきました。しかし近年、麻酔法と手術法が著しく進歩し、その結果、ストリッピング手術が「日帰り」で受けられる時代になりました。

●激しい胸痛・腹痛の明暗

激しい胸部腹部の痛みには二つのまったく危険性の異なった病気があり、珍しい病気ではなく、必ず覚えておく必要があるのでここで紹介しておきます。

一つめは大動脈瘤破裂という病気です。これは心臓から出たばかりの大きな血管（大動脈といいます）に亀裂が入り血管が破裂してしまい大出血を起こしショックで急死してしまう病気です。大動脈は体の真ん中の背骨の前を通るので、痛みは胸の大動脈瘤の場合は胸の真ん中から背中にかけて、お腹の大動脈瘤の場合はお腹の真ん中から背中にかけて、とてつもない激痛が走り持続します。緊急な手術が必要であり約半数は助かりません。この病気のNo.1の名医は冠動脈疾患の治療のところ（187頁）でも紹介した南和友医師です。

もう一つは、尿路結石です。これは、腎臓に出来た結石が尿管の方に落ちていき途中で詰まってしまい尿の流れをせき止めてしまう病気です。せき止められた尿が尿管や腎臓をパンパンにふくらませることにより激しい痛みが起こります。腎臓は左右の背中側にあるので、左右の腰から左右の下腹部にかけて張ったような激しい痛みが来ます。左右どちらかの痛みであることが大動脈破裂とは異なります。救急車を呼ぶほどの痛みですが、ほとんどの場合注射や点滴で石は膀胱・尿道へと排出され良くなります。すぐさま命にかかわることはないので、腎臓に石がある人は知っておくとパニックに陥らずにすみます。しかし、放置しておくと溜まった尿に細菌が繁殖して体中に細菌がばらまかれて高熱が出て敗血症のような重篤な状態になることがあるので、しっかりとした治療は必要です。尿管結石が尿管に詰まって取れない場合は、内視鏡で取り出すのですが、できない場合は結石破砕装置を使い超音波でお腹を切らずに石を壊して排出させます。この病気の名医は同愛記念病院の平野美和副院長です。この病院はもともと泌尿器専門で結石破砕装置も備えています。

脳の病気

くも膜下出血

●くも膜下出血とは？

動脈には、酸素を多く含んだ血液を、脳や肝臓などの臓器、筋肉や皮膚といった組織に送る役割があります。体の隅から隅まで行き渡り、それはまるで全身にはりめぐらされた道路のようです。

動脈瘤とは、その動脈の一部が風船のようにふくらんでしまうことをいいますが、大きい動脈から小さい動脈にまで、病気が発症する可能性をもっています。

そのなかでも、脳動脈瘤といわれる血管のふくらみが、ある日突然破裂することによって発症するのが、くも膜下出血です。この病気は、歌手のｇｌｏｂｅのＫＥＩＫＯさんや読売巨人軍のコーチだった木村拓也さん、最近では俳優の田宮五郎さんの件などでご存じの方も多いことでしょう。

くも膜下出血は、ＭＲＩ検査によって事前に発見できます。この病気は30代でも発症しますから、30歳になったら必ず1回は、ＭＲＩを撮ることを強くお勧めします。**とくに血圧が高い人は脳動脈瘤が早く大きくなりますので、充分な注意が必要です。**

●脳動脈瘤の治療

くも膜下出血は、第一に脳動脈瘤を早期に発見すること、次に正しい治療を行うことが大切です。治療においては、手術の技量の差が、生死を大きく分けるといっていいでしょう。日本で動脈瘤治療の第一人者といえば、北海道の禎心会脳疾患研究所所長、上山博康先生です。頭を切って動脈瘤をクリップで挟み治療する名手です。

最近では、脳動脈瘤の血管内治療という新しい治療が行われるようになりました。この治療法は、頭を切らずに頸動脈を経由して脳の血管にカテーテルを挿入し、その先から金属製のコイルを動脈瘤内に充塡して動脈瘤を塞いでしまうという画期的な治療法です。手技的に非常に難しく、日本ではまだ安全性が確立されていなかったのですが、米国でアクティブにこの手技を行っていた新見康成先生が数年前に日本に帰ってきてから（聖路加国際病院）、飛躍的に治療が進歩しました。

もっとも、すべての脳動脈瘤がカテーテルにより治療できるわけではありません。開頭手術が必要な場合もあります。

●有益なチェック法

くも膜下出血の場合、頭部に激痛が走り、さらに嘔吐があります。ところが、吐いている症状を見て、消化器系の病気と思い込み、最初に胃腸科に駆け込んでしまうケースが多くあります。

しかし、頭部の激痛が認められる以上、必ず頭の片隅にくも膜下出血の可能性を置いておく必要があります。私が必ずチェックすることは、首の後ろが硬くなる項部硬直という症状です。くも膜下出血による脳内の出血が、髄膜を刺激することにより、髄膜刺激症状が起こり、首が硬くなるからです。

この場合は、患者さんを寝かして首を前に曲げてみて、また電話で状態を聞く場合は、頭を下に向けたときに頭がズキンとしませんか、というようなことを尋ねます。**吐いて頭痛がする場合、頭を下に向けてズキンとするのは、くも膜下出血の疑いがありますから、消化器を調べる前に脳神経をまず診ていただくように伝えます。**くも膜下出血は死に直結していますから、消化器よりもくも膜下のほうを診てもらうことを優先してください。

このことは、知っていると絶対に有益です。

脳に関しては、個別の病気よりも、まずからだ全体の異常を考えることが大切です。脳疾患の発生によって、首の血管は動脈硬化を起こしたか？　全身の動脈硬化の状態はどうか？　血圧の状態は？　心臓の不整脈はあるのか？　といったことが重要になってきます。

脳梗塞

●前触れに気をつけて！

脳卒中や脳梗塞と聞くと、寒い季節特有の病気だと考える方が多いのではないでしょうか。

実は、脳梗塞は夏にも多く発症します。その原因は、体内の脱水症状です。汗をかくことで水分が不足して血液が濃くなり、脳血管が詰まりやすくなるからです。

脳梗塞には、**一過性脳虚血発作**という前触れとも呼べる症状があることが知られています。**一過性脳虚血発作とは、突然脳卒中の症状が起こり、普通5～15分間以内、長くても24時間以内に治ってしまう発作です。**

具体的には、①片方の手と足に力が入らなくなる、②体の半分（顔を含む）がしびれる、③ろれつがまわらなくなる、④言葉が出なくなる、⑤相手の話すことをよく理解できない、⑥片側にあるものに気がつかないためにぶつかってしまう、⑦片方の目にカーテンがかかったように見えなくなる、⑧物が二重に見える、⑨片側の視野が欠けたり、めまいがしたりする、⑩力はあるのに立てない、歩けない、などの症状です。

くも膜下出血の場合は、それまでに経験したことのないような激しい頭痛が突然生じて意識がなくなりますが、通常、手足の麻痺は起こりません。

一過性脳虚血発作は、症状が短時間で消えてしまうために軽く考えられがちですが、放置した場合は、約2割のケースで、数年以内に脳梗塞を発症するといわれています。治療によって脳梗塞を予防することも可能ですので、必ず専門医を受診してください。

また、**症状が現れた時点では、一過性脳虚血発作と本物の脳梗塞は区別できませんので、すぐに救急車を呼び、専門医の診断を受けてください。**

脳梗塞は、発症後4時間以内であれば、脳血栓を溶かすことによって完全に良くなる可能性があります。血栓溶解療法が24時間可能な救急病院がありますので、日頃から調べておくとよいと思います。

●許されない対応事例

そういえば、過去にこんな話がありました。脳梗塞の疑いのある患者さんがある病院を訪ねた時、時刻は夕方の5時を過ぎていました。その病院では、すでにＭＲＩ検査機器の電源を切った後で、患者さん自身が脳梗塞を恐れてＭＲＩ検査を希望したにもかかわらず、医師は「今日はもう検査ができないので、明日の朝に検査をしましょう」と患者さんに伝えたそうです。

これなどは、もう論外の話です。

症状を聞いただけで、素人でも脳梗塞だとわかるのに、なぜ検査をしなかったのか。翌朝、ＭＲＩを撮ってみると、結果はやはり脳梗塞でした。発症から12時間以上経過していますから、すでに手遅れで、結局その患者さんは治らなかったそうです。発症から数時間以内であれば、血栓溶解剤による治療で改善できたはずです。

「ベッドの稼働率を上げるために、とりあえず入院させておけ」というのであれば、まったくもって言語道断です。もしも自分のところで検査できないのであれば、別の病院を手配する。それが、医師としての最低限の役割ではないでしょうか。

このケースはまさに、倫理観に欠けたありえない話ですし、医師を辞めろとさえいいたくなるエピソードです。

この事態を、果たして院長は知っていたのでしょうか。病院自体の体質も考えさせられるようなことが起こっていることも、また悲しい現実です。

整形外科の病気

これからの高齢化社会において、脊椎や骨、膝や肩、腰などの健康は、非常に重要になってくると思います。

悪くならないためには、筋肉を鍛えるということがとても大切です。筋力アップ、ストレッチなどは、まさに国をあげて対策を講じるべきだと、私は考えます。

80歳でも90歳でも、元気な人は、ピンピン飛び回っています。そうした方々は、例外なく体を鍛えています。当然、骨粗しょう症などはありません。やはり運動して鍛えないと、骨は硬くなりません。いくらカルシウムを飲んでも、それだけでは駄目なのです。

●骨粗しょう症

骨粗しょう症は、骨のなかがスカスカの状態になり、骨がもろくなる病気です。骨がスカスカになると、わずかな衝撃でも骨折をしやすくなります。

この病気は、症状を自覚しにくいという特徴があります。たとえば、背中が丸くなる、あるいは身長が縮むといった症状は、少しずつ起こるため、実際にはなかなか病気だとわかりません。したがって、気づいたときに、病状がかなり進行していたということも数多くあります。

骨粗しょう症によってもろくなった骨は、圧迫骨折といって体重が加わるだけで潰れてしまうことがあります。圧迫骨折が起こると、背骨が丸くなったり、身長が縮んだり、痛みをともなったりします。もっとも、この状態でも痛みをともなわない場合がありますので、日常の細かな自己チェックが大切です。がんや脳卒中、心筋梗塞のように、それ自体が直接生命をおびやかす病気ではありませんが、骨粗しょう症による骨折から、要介護の状態になる人も少なくありません。

高齢化社会を迎え、骨粗しょう症の予防が、ますます重要性を高めています。

●骨粗しょう症に有効な最新の治療法

これまでの骨粗しょう症の薬はその進行を抑える程度の効果しかありませんでしたが、最近骨量を増加させる効果をもった薬剤が開発されてきました。テリパラチドという薬剤で、ヒト副甲状腺ホルモン（パラトルモン——ＰＴＨ）のＮ末端から34個のアミノ酸を切り出したポリペプチドです。これを一定の方法で投与することで、破骨細胞よりも骨芽細胞を活性化させ、結果として骨量を増加させます。もう少し詳しく解説します。

骨では破骨細胞による「骨吸収（骨の破壊）」と骨芽細胞による「骨形成」が繰り返し行われています。通常、骨吸収と骨形成のバランスは保たれているため、骨がスカスカになりもろくなるということはありませんが、骨粗しょう症の患者さんの場合、骨吸収と骨形成のバランスが崩れ、骨形成よりも骨吸収のスピードの方が速い状態になり、その結果、骨がもろくなってしまうのです。

骨の代謝に関与している重要なホルモンに「副甲状腺ホルモン」がありますが、このホルモンは、骨の代謝（骨吸収）を促進して骨量の減少をもたらします。つまり副甲状腺ホルモンの働きによって、骨がもろくなるのです。副甲状腺ホルモン製剤は、副甲状腺ホルモンと同じような作用をする薬です。そのため「なぜ骨量を減少させる薬が骨粗しょう症治療薬なのだろう?」と思った人もいるでしょう。

実は副甲状腺ホルモンは投与法を変えることよって、骨密度を上昇させることがわかっています。その方法というのが「間欠的投与」です。簡単にいいますと、間欠的投与とは「一定の時間を置いて投与する」という方法です。副甲状腺ホルモンには、骨の代謝を高める作用以外に「骨を作る骨芽細胞を増やす作用」や「骨芽細胞の自然死(アポトーシスといいます)を抑制する作用」が認められているのです。骨の形成を促すこれら2つの作用は、一定の時間を置いて副甲状腺ホルモンを投与することによって、骨の代謝作用よりも強く現れます。

以上のような理由で、副甲状腺ホルモン製剤の間欠的投与によって、骨密度が上昇するのです。つまり**副甲状腺ホルモン製剤は「骨を作る骨芽細胞を増やす作用」や「骨芽細胞のアポトーシスを抑制する作用」により骨粗しょう症を改善するのです**。実際に臨床の場で使用してみると驚くほどに骨密度が改善します。

副甲状腺ホルモン製剤には、毎日インスリンのように自己注射する〝フォルテオ〟や週1回注射の〝テリボン〟などがあります。フォルテオの一般名は「テリパラチド」で、遺伝子組み換えで製造されています。一方テリボン皮下注用の一般名が「テリパラチド酢酸塩」で、化学合成によって製造されています。

ラットによる動物実験において、フォルテオ皮下注キットには骨肉腫の副作用が指摘されていたため、投与期間に制限があります。また、**悪性腫瘍で治療をしている患者さんにもがん細胞を元気にする作用があるので使えません。**その他にも副作用が起こることがあるので専門医の管理下に治療すべきです。とくに骨粗しょう症には骨折の危険が付きまといますので、整形外科医でこの副甲状腺ホルモン製剤に精通した医師による管理が望ましいと思われます。また、しいていうならば、もしも骨折が起きたときに迅速に対処してもらえる脊椎外科の医師の管理下にあることが望ましいと思われます。

●骨や筋肉を鍛えることの大切さ

日本人の死亡原因の第3位は肺炎ですが、肺炎で死亡する患者さんの9割超が65歳以上の高齢者です。さらに年齢別に見ますと、肺炎は90歳以上で病気全体の第2位になります。加齢により免疫力が低下していること、他の病気を併せもっていることが主な原因ですが、骨や筋肉が衰えて寝たきりになってしまうことも要因のひとつです。

たとえば、脳卒中で倒れ、寝込んでしまって肺炎で亡くなる、あるいは、転倒して骨折して寝たきりになり、最後には肺炎で命を落としてしまう、などといった例も多いのです。

高齢者の場合、体力がないために、気管に異物が入ってしまっても、咳き込みが弱く、外に排出することができません。また、寝たきりの人なども食べ物や唾液、胃液などを誤《ご》嚥《えん》（食べ物や異物を気管内に飲み込んでしまうこと。異物を消化管内に飲み込んでしまうこと）しやすく、このため誤嚥性肺炎にかかりやすくなります。

寝たきりになると、口を開けていることも多くなり、口内が乾燥してしまいます。そうなると、必然的に口のなかのものを飲み込みづらくなってしまい、誤嚥へとつながるのです。咳き込む力が弱いために、むせることもできず、誤嚥していることに気づかない場合もあります。また、何度も誤嚥を繰り返すうちに、誤嚥に対する反射が徐々に落ち、発熱もなくなり、肺炎になっていても気づかない場合もあります。

そうならないためにも、骨を鍛える、筋肉を鍛えることは大切なのです。

●加齢とともに起こる関節痛

肩や膝や首肩の痛みは、加齢とともにかなりの方が遭遇する病気です。近年これらの部位の疾患で手術をされたという患者さんを多く見かけます。しかしこれらの病気においては、手術の必要がないのに手術されているケースをしばしば認めます。手術して良くなったと本人はしきりに友人に勧めていたりするのを見かけますが、実は手術をせずとも治ってしまう状態だったのです。

手術しなくても治る程度の軽いものでも、手術すればたしかに簡単に治ります。しかし患者さんご本人には区別がつかないのです。**理学療法のみで治ってしまうケースや、より簡単な手術で治るはずであったケースなのに、関節置換されたりしているのをしばしば見かけます。**

このような必要のない手術を受けないためには、やはり医師選びです。むやみやたらに手術にもっていく医師は要注意といえます。私の知る限りでは、手肘肩の池上博泰医師（東邦大学大橋病院）、膝の高井信朗医師（日本医科大学整形外科）、頸椎の白石健医師（白石脊椎クリニック）、腰椎の中井修医師（九段坂病院）が、むやみに手術するのではなく、他の病院で治らないといわれたものまで含めて、本当に必要な手術を完璧に行う日本一の医師です。

第6章

健康生活のための知恵と工夫

病気の予防に、一次予防、二次予防、三次予防といった段階があることをご存じのことと思います。

二次予防というのは、本書でここまで述べてきたように、病気をできるかぎり早く発見し、早期治療を行い、病状の進行を抑えることです。また、三次予防というのは、病後の回復やリハビリテーション、病気の再発防止などの対策を実行することです。

これに対して一次予防というのは、病気になる前に、病気の原因と思われるものを取り除いたり近づけたりしないようにして健康の増進をはかり、病気の発生を防ぐことです。本当に怖い病気にははっきりした症状が現れないことが多い、現れたときには手遅れになっている、だから怖いのですと、繰り返しお話ししてきました。その意味で、一次予防こそが健康長寿の基本なのです。

かつて成人病と呼ばれていたものが、生活習慣病といわれるようになってからずいぶん時間が経ちます。生活習慣が病気の原因になる、少なくともその下地をつくるという考え方は重要です。病気には遺伝性のものもあります。細菌やウイルスによって引き起こされるものもあります。しかし多くの病気は生活習慣病なのです。がんや脳の疾患、心臓や血管の病気も、悪い生活習慣の積み重ねが下地となって発生する生活習慣病といえるのです。

以下では、読者の皆さんが日常生活を送る上で注意していただきたい点、心がけていただきたいこと、最新医学に裏づけられた健康生活上の知恵などについて、そのポイントをお話ししてみます。

食習慣・嗜好品に関する注意

●食習慣の基本

循環器の病気や脳血管の障害なども含め、病気予防の全般にいえることですが、とくに消化器のがんについては、生活習慣を以下のような方向に改めることが重要です。

① 食生活に毎日の変化をもたせ、栄養摂取のバランスをとる。
② 食べ過ぎを避け、とくに脂肪は控えめに。
③ お酒はほどほど＝控えめに。
④ タバコは吸わない。
⑤ 乳製品は摂りすぎないようにする。

⑥ 適量のビタミンや繊維質を食物から摂取する。
⑦ 塩分の多いものやあまり熱い食べ物は控える。
⑧ 焦げた部分は避ける。
⑨ カビの生えたものは食べない。
⑩ 日光に過度に当たらないようにする。

●1日に飲むお酒は日本酒なら1合までに

お酒と病気の関係については、1日当たりの飲酒量が日本酒換算で2合以上になると、肺がんを含めたがんの発生率が高くなるという報告があります。食道がん、胃がん、すい臓がんなどの発生率にも関係します。大量の飲酒の習慣は高血圧や脳出血などのリスクも高めます。1日に飲むお酒の量は、日本酒なら1合まで、ビールであれば大瓶1本まで、ウイスキーならダブル1杯までにとどめておきましょう。これ以上多く飲んだときは、翌日を休肝日にするなどして、1週間の飲酒量を調整するとよいでしょう。

なお、水分を十分に補給することの大切さについて、詳しくは後述しますが、ここでよくある誤解を解いておきたいと思います。

ビールやウイスキーの水割りをたくさん飲んでいるから水分を十分に摂っていると勘違いしている人が多いのですが、**アルコールは水分を尿のなかへ誘導してしまうので、結果的に体内の水分を外へ出してしまうのです。**お酒を飲んだ翌朝はのどが非常に渇いているのを思い出してください。**これは脱水の症状です。**このような状態は非常に危険なので、決してそのまま早朝マラソンなどはしないでください。

●タバコは禁物

声を大にしていいたいのがタバコの害です。

肺がん、肺炎、肺気腫、気管支炎など、呼吸器の病気はもちろんですが、喉頭がんや咽頭がんといったのどの病気、消化器がん、とくに食道がん、脳や循環器の病気にも喫煙が大きな悪影響を及ぼしているのは明らかです。

タバコといえば「肺がん」をイメージする人が多いと思いますが、喫煙は肺がんだけでなく、「胃がん」「食道がん」「すい臓がん」「子宮頸がん」のリスクを上げることも〝確実〟と判定されています。肝臓がんも〝ほぼ確実〟で、大腸がん(直腸がん)、乳がんも〝可能性あり〟となっています。つまり、**喫煙は肺がんだけでなく、「全がん」のリスクを**

高めてしまうのです。

最近社会全体に禁煙の動きが広まってきたことは喜ばしいといえますが、まだまだ不十分です。とくに女性の社会進出、地位向上にともなって女性の喫煙者が増加傾向にあるのが心配です。こんなことを男女平等の証にするのはナンセンスです。

タバコは百害あって一利なしです。受動喫煙の害も実証されています。男女を問わずいますぐ禁煙しましょう。若い人に喫煙習慣を付けさせないようにしましょう。**禁煙こそ、健康長寿への1丁目1番地です。**

どうしても禁煙ができない方は、最近急激に普及してきている電子たばこをお奨めします。というのは原則的に有害な煙でなくて水蒸気だから煙に含まれる一酸化炭素や窒素酸化物などがないからです。もちろんニコチンは含みますので吸いすぎは禁物です。

●コーヒーは1杯が適量

コーヒーは有害であるという説があります。一方で、「コーヒーを1日1杯以上飲む人が肝臓がんになる危険性は、まったく飲まない人の6割程度」という研究結果もあります。

東北大学大学院辻一郎教授（公衆衛生学）らが40歳以上の男女1000人を7～9年追跡

調査した結果で、「まったく飲まない人」が肝臓がんになる危険度を1とした場合、「1日1杯以上飲む人」は0・58、「1日1杯未満の人」は0・78だったと報告されています。がん以外の肝臓病にかかったことのある人、60歳以上の人、過去に喫煙経験がある人、要するにもともとがんになる危険性の高い人にこの傾向が強かったといわれています。

肝臓がんの予防のためには、ウイルス性肝炎への罹患がないかどうかを確認し、もし慢性肝炎になっていれば、食事療法や肝臓への負担を避ける生活を心がけ、さらに1日1杯のコーヒーを飲むことを加えてもよいかも知れません。

いずれにしても飲みすぎは避けましょう。

●乳製品にたよらない

牛乳はカルシウムを多く含んでいるから、たくさん飲めば骨が強くなるし、健康にもなると勘違いされている方が多くいらっしゃいます。

そもそも牛乳は、**牛の赤ちゃんが飲むのに最も適した飲み物であり、人間、しかも大人が大量に飲むのには適していません。**

先年、英国の医学誌『British Medical Journal』に、スウェーデン人を調査対象にしたところ、**牛乳摂取量の多い人は、少ない人と比べて寿命が短く、女性では骨折が増えたとする研究結果が紹介されました。**

同研究チームはさらに、チーズやヨーグルトの摂取に関しても、疑問を呈しています。発酵乳製品に多く含まれる**「ガラクトース」という物質は、動物実験によれば、老化を促進し、寿命を縮めることがわかりました。**牛乳の主成分である「乳糖（ラクトース）」は、消化酵素・ラクターゼにより、グルコースとガラクトースに加水分解されることで、小腸からの吸収が可能になります。そして、発酵乳製品はラクターゼの代わりに、乳酸菌の働きで分解が起き、ガラクトースが作られます。

このガラクトースが、私たちの体にダメージを与えるというのです。しかも、乳製品で骨粗しょう症が悪化するケースがあることが判明しています。

そもそも、**日本人の約85%は、牛乳の主成分である乳糖を分解する消化酵素・ラクターゼをもっていないといわれています。**それはつまり、牛乳に栄養があるとしても、それを分解・吸収できず、飲んでも仕方がないということです。

加えて、**牛乳の脂肪分は飽和脂肪酸といわれるもの**で、摂り過ぎは健康に良くないこともわかっています。しかし、そうした事実に関して、乳業界の関係者はまったくといっていいほど触れてはいません。

そして、何よりも問題なのは、生産効率を上げるために、妊娠中の牛からも搾乳する、現代の酪農のシステムです。

現在のシステムでは、濃厚飼料を与えて搾乳器で吸乳し続けるので、牛から大量に牛乳を搾り取ることができます。

ところが、牛に限らず妊娠すると、胎児を守る目的で、母親の血中の卵胞ホルモン（エストロゲン）と黄体ホルモン（プロゲステロン）の濃度が高くなります。その結果、**妊娠中の牛から搾った牛乳には、このような女性ホルモンが相当量含まれていると考えられます。**

実は、多くの医学者が、これらの女性ホルモンは、乳がんや前立腺がん、卵巣がん、子宮体がんなど、ホルモン依存性の悪性腫瘍の原因になると唱えているのです。

健康に良いとされているヨーグルトに関しても、牛乳に善玉細菌を入れた食べ物なので、健康には問題があります。善玉菌は体に良い影響を与えますが、牛乳は悪い影響を与えるのでプラスマイナスゼロといえます。善玉菌はビオフェルミンや海外ではプロバイオティックスとして市販されているものを摂ればよいことで、わざわざ乳製品にする必要はないのです。

無論、**牛乳には、ラクトフェリンなどの免疫力を上げる良い成分もたくさん含まれています**し、酪農家の方々が、一所懸命に乳製品を生産してくださっていることは、よく知っています。

だからこそ私は、そういう方々がより裕福になるような、付加価値が高い製品を、どうか各メーカーの方々には開発していただきたいと考えます。さらに研究を重ねて、たとえば健康に良いタブレット状のサプリメントを開発する、あるいは有害物質を取り除いたものを販売するなど、病院でも自信をもって患者さんにお勧めできる乳製品をぜひとも作っていただきたい。――それが、私の切なる願いです。

体温と病気

●体温と免疫

「体温が1度下がると、免疫力が30％下がる」ということがよくいわれていますが、その根拠となる医学論文は見当たらず、一医師が一般書籍に書いていたものが独り歩きした感が強い理論とされています。しかし、体温を高く保つことが免疫力を上げ健康を保つうえで重要であるということは、理論的には正しいものと思われます。その根拠のひとつとして、**熱産生の多い臓器、心臓、脾《ひ》臓、小腸、脳、筋肉には、がんの発生が少ないことがあげられます。**

ただし一方で、肝臓、腎臓には熱産生が多いにもかかわらず、がんが少なからず発生しています。この点については、その理由づけが可能です。まず肝臓がんでは、その発生にウイルスが非常に重要な役割をはたしている、すなわち肝臓がんにはウイルスという強力な発がん因子が関与しているのです。このウイルス感染が減ってきた最近はがんの発生が少なくなってきています。また、肝臓や腎臓はさまざまな有害物質（発がん物質も含む）を代謝し、便や尿といった形で排泄する臓器であり、高濃度の発がん物質につねにさらされているといっても過言ではありません。その割にはがんの発生率が少ないといえるのです。

●温熱実験・温熱療法

もっとも、高温そのものががん細胞を死滅させるということもあり、免疫力とは関係ないのではないかという考え方も存在します。いままでに、がん細胞を死滅させる温熱実験がたくさん行われています。温熱実験によって、何度で死滅するかは、いろいろな説がでていますが、有力なのは、「39・6℃」と「42℃」付近です。つまり、39℃で悪性細胞は衰え始め、42℃で死滅するということです。

1978年に国立予防衛生研究所で、人間の子宮がん細胞を、32℃～43℃の間で温度に変化を与えながら、正常の細胞と比較、39・6℃以上にした際に、がん細胞は10日間で全滅しました。

また、温熱療法の歴史は古く、**高熱によって〝がん〟が消滅したと、医学の父である古代ギリシアのヒポクラテスは報告しています。**ドイツのブッシュは丹毒に冒され高熱を発した患者さんの〝がん〟が消失したことを1866年に報告しています。また、アメリカのコーリーは、感染すると高熱を出す数種類の細菌をわざとがん患者さんに注射して、高熱によって手遅れの〝がん〟の治療を行ったと1900年頃に報告しています。

1960年代になって科学技術が進歩すると、有効な加温の方法が開発されるとともに、〝がん〟に対する温熱の効果が基礎研究によって明らかにされ始めました。現在でも温熱療法なる治療法が医学上認められています。いずれにせよ、体温を高く保つことは健康の維持に重要といえるでしょう。**現在ある温熱療法については、実際の診療では個体差もあり、体の外から器械を使って温めるので体の深部にあるがんに対して本当に温度が上がっているかどうかの問題があります。**

●病気になるとなぜ体温が上がるのか？

さまざまなウイルス感染症の場合、発熱しているのは身体のなかで免疫細胞がウイルスと戦っている証拠です。体温を上げて免疫を活性化させ、ウイルスへの攻撃力を高めているのです。通常は、私たちの身体は37℃前後に保たれています。これは、脳にある視床下部が設定した温度（これをセットポイントといいます）です。

病気の際に体が熱を発する仕組みとはどういうものでしょうか？

たとえば、かぜのウイルスの侵入を受けると、白血球やマクロファージなどの免疫活性食細胞は、ウイルスなどの異物を食べるように取り込んでしまいます。ウイルスとの戦いが始まると、免疫活性食細胞の働きで〝サイトカイン〟という物質がつくられます。サイトカインは、血液の流れに乗り、やがて脳に達します。

しかし目的地である脳の視床下部に行こうとしても、途中にゲート（血液脳関門）があって通ることができません。そこでサイトカインは、情報を伝える「メディエイタ」と呼ばれる物質であるプロスタグランジンE_2（PGE_2）の産生を促します。メディエイタは、情報をもって視床下部へむかいます。メディエイタから情報を受け取った視床下部の体温調節中枢は、身体各部に体温を上げるようにという指令を出します。この命令にもとづいて、皮膚の血管が収縮したり、汗腺が閉じたりするなど、熱放散を抑える活動が開始されます。また筋肉をふるえさせて熱産生をうながします。

これらの活動により、体温が上がるのです。つまり、**ウイルスに感染すると、免疫を活性化させるために、脳の体温を調整する機能が作用して体温を高い温度に設定します。そうすると、脳から身体に発熱するように指令が出されるのです。**また熱が出るときに悪寒がして震えるのは、筋肉を震えさせて熱を生み出すためです。強いウイルスに感染したときほど、体温は高く設定されると考えられています。だから、一般のかぜよりインフルエンザのほうが高熱になるのです。

●上手に体温を上げる

免疫がウイルスを撃退し、免疫vsウイルスの戦いが収束すると、体温を調整する機能が通常の37℃前後に下げます。熱を下げる指令を受けた身体は、発汗して体温を下げようとするのです。高熱が出た後に汗をかくのはこのためです。かぜをひいて熱が出るのは自然な反応だということがおわかりいただけたかと思います。しかし実際に高熱の状態になると、体力を消耗してしまい、つらいものです。本来ウイルスと戦っている免疫細胞を活性化させるための発熱ですが、高温が続くと、その発熱で激しく体力を消耗してしまいます。

かぜの症状を長引かせないためには、上手に体温を上げるのがポイントです。体温が上昇すると、免疫力が活性化されるといわれています。ですから、**かぜのひきはじめの段階で身体を温めて免疫力をアップすれば、ウイルスが体内深くに侵入し脳の体温の調整機能が発熱を促す前に、いちはやくウイルスを撃退することができるのです。**悪寒を感じたら、まず毛布などにくるまったり、カイロを使うなどしたりして、体を温め発熱を促して、その後に発汗により自分の力で熱を下げるようにするのです。その際に気を付けなければならないのが脱水です。**水分を十分に補給しておかないと、発熱があった時の発汗がうまくいかず、解熱剤を服用しても熱が下がらず異常な高熱が続き、脳や肝臓などその他の臓器に悪影響を及ぼすからです。**

熱が高くて食欲がなく水分摂取が不十分の時は点滴などにより水分を補給する必要があ

ります。また、身体を温めてくれる葛根湯などの漢方薬もかぜに効果があります。葛根湯には、発汗していない人の身体を温めて、発汗させることで解熱効果も期待できます。漢方の力を借りることも、効果的なかぜの治し方といえます。**安易に強力な解熱剤を早期から服用するのはこの生体の反応を邪魔するので好ましくないと思われます。**解熱剤はこのような機序を理解したうえで、使用時期などを誤らないように慎重に服用すべきです。

●人間と熱エネルギー

熱エネルギー（体熱）は代謝によって産み出されます。代謝とは、物を食べることによって栄養素を摂り込み、その栄養素から他の物質を合成したり、エネルギーに変換したりすること、酵素の働きによって起きる体内での化学反応です。つまり、代謝がなされる際には、セットで熱エネルギー、つまり体熱が産み出されるということです。

筋肉の稼働、肝臓における三大栄養素の代謝やアルコールなどの解毒処理、胃腸の消化吸収、腸のぜん動運動、体の修復（細胞の修復）など、広い意味での代謝が発生する際には、エネルギーとしてＡＴＰ（アデノシン三リン酸）が使われます。このＡＴＰというエネルギーが使われるときに（ＡＴＰが生成される過程も含め）、体熱が発生します。運動をしたときに体が熱くなるのは、まさにこの熱エネルギーによるものです。

また、人の体には基本的に熱エネルギーが生み出される仕組みが備わっています。運動を伴わずに体熱が産み出される仕組みです。冷えを感じると、首、脇の下、肩甲骨近辺、腎臓などに多く存在する褐色脂肪細胞内のミトコンドリアが、脂肪を使ってダイレクトに熱エネルギーを産生する、というものです。ＡＴＰを生成するミトコンドリアの80％は骨格筋に存在する、といわれています。ミトコンドリアは、筋トレや有酸素運動を行うことにより増加し、ＡＴＰの代謝の量とスピードが上がり、ついては熱エネルギー産生を促進することにつながります。そして筋肉は当然のことながら全身に存在していますので、その部分の筋肉を鍛えることがピンポイントの冷え性対策にもなる、というわけです。

まとめますと、**よりたくさんの体熱を発生させるためには代謝をよくする必要があり、筋肉量を増す必要があるということです**。そして、代謝によって生み出された熱エネルギーは、血液に乗って全身に運ばれますので、**水分を十分に摂取して血行をよくすることが大切です**。

●腹巻き健康法

肝臓と腎臓は、冷えると代謝が落ちてエネルギー代謝が落ちるだけでなく、体調不良の原因にもなります。この大切な臓器の働きを高いレベルでキープするためには、冷えないようにしっかりと温めておくことがとても重要です。

では体温を高く保つにはどうしたらいいでしょうか。私が推奨するもっとも簡単で確実な方法が腹巻をすることです。**これは自分の体から発生する熱を逃さないことで体温を上げる方法で、薬などを使うわけではないためにまったく害がないばかりか、リバウンドも起きません。**もちろん寒い時期だけでなく、夏季でも冷房のきいた室内にいるときや睡眠時などは着用するのです。これにより風邪にかかりにくくなります。簡単にできる健康法なので是非試してみてください。

食物アレルギー

食物アレルギーに関してよく知られているのは、テニスのジョコビッチ選手の話です。彼はグルテン・アレルギーでしたが、グルテンフリーの食事療法を行ってアレルギーを克服したところ、体調も向上して、成績も良くなり、ますます活躍できるようになったという次第です。

食物アレルギーは、われわれの生活の質そのものに直結するわけですから、きちんと対処しておく必要があります。

●2種類ある食物アレルギー

食物アレルギーには、大きく分けて2つの種類があります。

ひとつは**即時型アレルギー**で、一般に食物アレルギーといわれてイメージするのはこちらの方です。卵やそば、小麦など、エビ、貝、牛乳などのアレルギーが知られています。IgE抗体が関与するといわれていて、それらの食品が少量でも体内に入ると、すぐにかゆみやじんましんが出ます。ひどい場合には、アナフィラキシー・ショックと呼ばれるショック症状が出て、呼吸困難を起こし、重症化すると命にも関わります。アレルゲンとなる食品を生涯にわたって摂取しないようにしなければなりません。

もうひとつは**遅延型アレルギー**と呼ばれます。こちらにはIgG抗体とIgA抗体が関与しています。反応が出るまでに数時間から、長い場合は3週間ぐらいかかることもあり、何が原因食物かがなかなかわかりません。目立った症状ではないけれど、何となく調子が悪くなる、眠かったり、だるくなったりする、といった状態が続くのです。

●遅延型アレルギーの症状と療法

多岐にわたる症状

遅延型アレルギーによって出る症状は実に多彩で、個別にとらえると、なかなか原因にまでたどり着けません。

消化器症状　消化不良、吐き気、げっぷ、腹部膨満感、胃炎、腹痛、便秘、下痢、腸炎

精神神経症状　不安神経症、頭痛、情緒不安定、うつ、集中力不足

皮膚症状　湿疹、アトピー性皮膚炎、肌荒れ

呼吸器症状　鼻水、鼻づまり、ぜんそく、慢性の咳

泌尿器症状　頻尿、夜尿症（小児）、月経前症候群

筋骨格症状　筋肉痛、関節痛、関節炎、関節リウマチ、脱力感（だるさ）

循環器症状　胸痛、不整脈、頻脈、高血圧

その他　過食、慢性疲労、めまい、むくみ、肥満

検査と食事療法

現在健康保険の適用対象となる食物アレルギー検査は、IgE抗体の検査すなわち即時型食物アレルギーの検査のみなのです。私のクリニックでは、遅延型アレルギー検査は、アメリカに検体を送って検査してもらうようにしています。結果が出るまでに2〜3週間かかりますが、非常に精細な検査結果が得られます。検査費用はそれほど高くありませんから、遅延型の心配がある方は一度検査を受けるとよろしいかと思います

遅延型アレルギーの抗体は6か月でつくり直されるため、一時的な食事制限をすれば再び食べられるようになります。クラス4〜6の強陽性が出た場合は6か月の摂取禁止、クラス1〜3の低・中等度でしたら、4日に1度以上摂取しないという制限で済みます。ただし、卵、牛乳、サトウキビはアレルギー反応が強いので、6か月以上の摂取禁止が必要な場合もあります。また中等度の反応でも、症状によっては3〜6か月の摂取禁止を必要とするケースもあります。

摂取が解禁されても、1回食べたら3日空けるという「4デイズ・ローテーション」を守るほうがよいでしょう。アレルゲンであった食物を食べて、再び遅延型アレルギーと思

われる症状が出たときは、もう一度摂取を避けるようにしましょう。

なお、腸管免疫が正常に機能しなくなると、アレルゲンに対する防御機能が破壊されますから、原因となる食物の摂取をやめるとともに、善玉菌を増やして腸内環境を整えることが必要です。

どうしても治らなかった胃腸症状がフードアレルギーを考慮した食事で改善することも少なくありません。

●潰瘍性大腸炎という病気

潰瘍性大腸炎という病名をご存じの方は多いと思います。この病気は腸に炎症が起こり、腸粘膜が化膿し、さらに悪化すると出血・下痢を繰り返し、イチゴジャムのような色の粘血便が出るようになります。この病気は厚生労働省の難病に指定されています。そして、テレビの健康番組やインターネットでは恐ろしい病気のように紹介されています。

しかし、これは元来、**病気というよりはアトピー性皮膚炎のように体質といってよいもの**なので、過度に恐れる病気ではないのです。**ほとんどが、食生活やストレスの改善にて良くなる病気**なのです。ただし良くなるといっても、もともと体質が原因なので再び悪化することがあるので〝寛解《かんかい》〟という言葉で表現します。症状が落ち着いて安定した状態という意味なのです。

この病気はきわめて軽症のものから多量の出血・発熱など重篤な状態を示す人までさまざまです。しかし重症例は稀であり、ほとんどが軽症から中等症です。軽症の場合は食事指導のみで軽快することが多く、中等症の人はサラゾピリンやアサコールというような5−アミノサリチル酸製剤（5−ASA製剤）にて寛解という状態になります。ここで注意をしなければならないのは、**初発の時よりも再発の時の方がはるかに治りにくくなる**ということです。この5−ASA製剤は稀に湿疹などの軽い副作用が起こることがありますが、妊婦さんが飲んでも安全とされているので、薬の服用を怖がらずに**初期治療をできれば長めにしっかり行うとともに、厳密な食事管理を行うべきです。**

しかし残念なことに、ほとんどの患者さんが、治ったと思って少しくらいならよいだろうと、禁止されている食物を摂取し、以前よりもひどい状態になり難治性となって再来します。**アレルギー反応というものは極少量で起こりしかも回を重ねるごとに大きな反応になるからです。**アレルギー反応を起こす食物としては乳製品が圧倒的に多く生卵や細菌感染症が原因となることもあり、人によって異なりますので、食物アレルギーの検査を行っておくのもよいと思います。この項目をあえて大腸の病気のところではなく食物アレルギーの項に入れたのは、難病ということで心配しすぎて鬱気味になるのでなく、体質だと割り切ってうまく付き合ってゆき、発症しないようにしてほしいからです。

薬・サプリメント

●便　秘　薬

便秘薬の種類

そもそも、食べた物が便になるわけで、その内容が悪ければ、必ず便秘になります。ですから便秘対策は「口から摂取した物が便になって出る」という想定のもとで行うべきものであり、すぐ薬に頼るのはあまり感心できません。便秘薬は、どうしても便通のないときにワンポイントで使用したり、排便のリズムをとり戻したりするために、一定期間だけ使用するのが原則です。

便秘薬には、実にさまざまな種類があります。なかには腸を刺激して出すような下剤タイプのものがあります。また、漢方薬もそうですが、繰り返し服用しているうちに効果が薄れ、だんだんと便が出なくなるものもあります。自然に排便ができるよう、やはり食物繊維をよく摂るなどの対策をお勧めします。

現時点で安全性が高く、妊婦さんにも用いられている緩下剤として、酸化マグネシウム（通称カマグ）があります。商品名は、マグミット、マグラックスなどですが、これらは習慣性が少なく、長く飲み続けても効き目が落ちません。

実は、酸化マグネシウムは、ほとんど腸からは吸収されません。なおかつ、金属イオンなので、水を引き付ける特徴があります。そのため、酸化マグネシウムを服用する場合、水をたくさん飲むことがポイントになります。すると、水分を引き付けることで便のなかの水分が多くなり、カチカチの便がふっくらとして、便の量が増大します。これによって腸が刺激され、結果的に排便反射が起こるという仕組みです。

もちろん、カマグを多く摂りすぎると、水を吸いすぎて下痢になりますから、そのあたりの服用量の加減は、個々に調整する必要があります。

ただし、カマグは他の下剤とは異なり、即効性ではありません。飲んで水分を吸収して、便が大きくなって、それが刺激してというプロセスを経るため、だいたい1日から3日のタイムラグが発生します。

ですから、下痢したからといって止めたりとか、便秘だから増やしたりすると、下痢して、便秘して……を繰り返すことになってしまいます。薬がもつタイムラグを考え、下痢をしても服用量を少し減らす程度にし、様子を見ながら服用量を徐々に減らしていくというやり方が、一番正しい服用方法だと思います。

このカマグの場合は、水分を吸収して便を出すので、腸管の吸収機能は正常に保たれています。

危険な便秘薬

ところが、最近登場した便秘薬のなかに〝アミティーザ〟という新薬がありますが、私はこれはかなり危ないと思っています。この薬は、腸管からの水分の吸収をブロックします。腸管から水分を吸収しないことで、便が水っぽくなり、便が出やすくなるというわけです。

従来の便秘薬は、上述のとおり、緩下剤である酸化マグネシウム（通称カマグ）が多く使われていました。酸化マグネシウムは水分を多く吸う性質があり、それで便が柔らかくなり、便が出やすくなります。

〝アミティーザ〟の場合は、水を飲まずに同じことをしようとしているわけで、これは非常に危険なことです。なぜなら、根本的に人間の体は、必要がある時は腸からたくさん吸収し、必要がない場合は消化吸収しないようにできているからです。この薬は、水の吸収をブロックすることで、その機能を止めてしまいます。

脱水状態になっても吸収しないと、脱水がより進んで、脳梗塞や心筋梗塞になる危険性があるのではないかと思います。現在、盛んに宣伝されている薬のひとつですが、私はお勧めできません。

人間の体に必要な働きを止めるような薬は、大変危険です。薬を飲む時は、その点を十分気をつけるようにしたほうがよいでしょう。人間の体は、自然に調整するようにできており、それを多少利用することは構いませんが、シャットアウトするような薬は、やはり避けるべきなのです。

「漢方薬だから安全」は間違い

もうひとつ、これも大きな誤解ですが、漢方薬だから絶対に安全だ、ということは決してありません。漢方薬のなかで、センナ、ダイオウ、カンゾウ、アロエなどには、アントラキノン系といって、腸のなかで変化して腸を刺激し、便を排出させる効果があります。腸を刺激する薬ですが、刺激をつねに与え続けていると、効き目がどんどん悪くなってしまいます。

以上の理由で、**漢方薬といえども、たまに服用するのは構いませんが、常用は避けるべきでしょう。**

たとえば1袋が2袋、2袋が3袋……という具合に、使用量が増えていったとします。同時に、腸のなかの薬は黒い物質に変化し、色素沈着を起こしてしまいます（大腸メラノーシス）。1年ほど服用を続ければ、腸は真っ黒になってしまいます。このようになると、腸が刺激に対して鈍感になり、下剤が効かなくなってきます。

あくまでもこれは一例ですが、漢方薬が完璧に安心であるという根拠は、どこにもありません。

便秘薬では、腸のけいれん作用が強く、お腹がキューっと痛くなる場合もあるコーラックなどの便秘薬に対し、漢方薬の方が腸をけいれんさせる力が比較的弱いとされています。それで漢方薬を好む方も多いのですが、同様に副作用があることも、心しておくべきです。

●サプリメント

サプリメントも薬と同じ

「サプリメントは薬じゃないから安心だ」と思われる方も多いでしょうが、実は巷には、非常に有害なサプリメントも数多く存在しています。

実際、サプリメントによる被害の報告が、近年は急増しています。

私のクリニックに通院されていた患者さんが、あるサプリメントを飲んだ後、胃がひどく荒れてしまったことがありました。サプリメントを飲む以前には異常は認められなかったのです。ところが、飲んだ後で胃が非常に荒れ、止めた途端に再び胃がきれいになったのです。その患者さんは、ピロリ菌はいませんし、暴飲暴食もしていません。胃が荒れる原因がまったく思い当たらず、これはもう、そのサプリメントに問題があるだろうという結論に至りました。

サプリメントを飲む際は、その成分に対する副作用などもきちんと考えた上で、注意して飲むことが大切です。「サプリメントも薬と同じ」との認識を、あらためてもっていただきたいと願っています。

もし、サプリメントを飲んで、具合が少しでも悪くなったら、飲むことをいったん中止してください。別の機会にもう1回飲んで、再びおかしいと感じたら、今度こそ飲むのを止めましょう。その**サプリメントを飲んだとき、たまたま体調が悪かったという場合もあ**

りますから、いきなり止めるのではなく、飲むときの体調を考えて試されることをお勧めします。

ダイエットに王道無し

サプリメントに関してもうひとつ。昔も今も、「やせる」「脂肪を溶かす」といった触れ込みで、巷にはたくさんのダイエット・サプリメントが出回っています。

しかし、そのほとんどに、例外なく前述の漢方系の下剤が入っていると思ってください。センナ、ダイオウ、カンゾウ、それからアロエなど、成分表を見れば、まず間違いなく含まれています。

たとえば、南インドのチンネベリーで栽培されているチンネベリー・センナというマメ科の多年草があります。これは学名〝カシア・アングスティフォリア〟の小葉ですが、日本の市場に出回っているセンナと呼ばれるものは、大部分がこのチンネベリー・センナです。これは副作用として、しばしば腹痛を伴うことがあり、妊婦の場合には子宮収縮が起こる場合もあるので、慎重に使用することが重要です。

こうした事実を知らせることなく、効果がある風に宣伝していますが、いうまでもなく、安全とはいえません。しかもこの種のサプリメントの場合、往々にして適量以上のセンナを配合しています。成分を確実に把握して、使用することが大切なのです。このような下剤の危険性についてはすでに〝大腸メラノーシス〟の項（99頁）で詳しく述べさせてもらいましたが、あらためて注意が必要です。

やはり、**ダイエットに王道はありません。本当のダイエットとは〝やせる薬〟を安易に飲まず、運動と食事療法によって達成されるべきものなのです。**

●正しい薬の飲み方を

薬局で処方された薬を見ると、薬の副作用について、いろいろなことが書かれていることにお気づきの方も多いと思います。

あれは、薬品会社や治療する側が患者さんに訴えられないための、いわゆる防禦策であり、実際には書かれた副作用はほとんどありません。

ところが、その副作用を怖がり、あるいはサプリメントと同様、たまたま体調が悪いときに服用して調子が悪くなったのを、薬の原因にして、本当は服用し続けなければいけない薬までも止めてしまうケースもあります。

薬は正しい知識を身につけ、正しく服用することが大切です。

歯は健康の絶対条件

歯が悪いと胃が悪くなります。胃が悪いと腸が悪くなります。

つまり、歯が悪いことは胃腸にとっては大きなマイナスであり、歯をよくすることは健康の絶対条件です。

生物の歴史は、まず単細胞生物の誕生から始まりました。そこから、栄養を摂取するための口が作られ、くぼみができました。その後、口の一番先にセンサーが設けられ、口から物を取り込む際、それを食べてよいかどうかの判断ができるようになりました。これが、脳機能の始まりといえるでしょう。

つまり、口は脳の始まりであって、歯と脳は直接つながっているといえるのです。これは実に興味深いことですね。

そこからさらに進化して、脳から神経が体内のあちこちに広がります。最初、口から入った物を同じところから排出していましたが、進化の過程で、口から入れた物を肛門から出すようになりました。

また、その間にいろいろな消化器官が誕生し、すい臓や肝臓といった吸収する機能が付いてきました。

このように考えていくと、歯や口は脳と非常に密接な関係があることがわかります。ですから「心臓が悪いときに、奥歯が痛い」「歯が痛いと頭が痛くなる」のは、きちんとした理由があることなのです。

また、歯のかみ合わせが悪かったり、歯の鋭縁が引っかかったり、口腔内の衛生状態が悪かったりすることが、口中や舌に病変を生じさせ、口腔がんの誘因になりえることも指摘されています。

歯が悪いと胃腸の調子が悪くなるというのも事実です。これは、歯が悪いと食べ物をよく噛まずに飲み込んでしまい、そうするとまず胃に負担がかかり、胃炎や胃潰瘍を起こしたり、さらに消化液の出すぎで逆流性食道炎が悪化したりします。また、腸にも負担がかかり、消化不良を起こして下痢や腹痛を起こしたりします。消化不良の食物が腸内細菌の餌になってお腹にガスが溜まったりします。このように歯と胃腸は密接な関係にあり、歯を大切にすることは胃腸を大切にすることにもつながるのです。

さらにひどい病態として、歯周病や齲歯《うし》（虫歯）などにより、歯茎に菌が繁殖し化膿し、菌が歯から血管に侵入して心臓の弁にくっつき、弁を破壊して急速に弁膜症心不全になることもあります。

この歯周病はほとんど完治できない病気と考えられていましたが、〝良い水〟の項で後述するACMという会社から、画期的な歯磨き粉が発売されました。〝プロポπソルト歯磨き〟という商品名で、医薬部外品となっています。この歯磨き粉は、日本食品分析センターの検査で5種類の歯周病菌をほぼ完全に消失させることが証明されています。私もこの歯磨き粉を使用していますが、非常に良好な歯茎の状態を保っています。今後は、このような歯磨き粉での歯の病気の予防が大切になってくることと思います。

繰り返しますが、歯を丁寧に治療するということは、健康の絶対条件です。ですから、なにはともあれ歯を健康にしておくことが大切なのです。

コラム

テロメア

最近話題になっているテロメアという言葉をご存じでしょうか。漢字を使って「末端小粒」などと訳されることもありますが、そのままカタカナで使われることが多いようです。ギリシア語の「末端」または「終端」を意味する語と「部分」を意味する語との合成語で、生物の染色体の末端部にある構造のことです。

私たちの体の細胞は生きている限り日々分裂を繰り返し、新旧の交代を繰り返しています。テロメアはこの細胞分裂に深く関わっているのです。そして老化が始まった細胞では、分裂を繰り返す度にテロメアが短くなっていきます。このテロメアの長さがガんや認知症の発生にも関連し、私たちの健康寿命を左右することが知られるようになりました。

テロメアの状態を調べる検査法が世界で初めて日本で開発されています。

広島大学の田原栄俊教授が自らの研究を技術化するためにミルテルというベンチャー企業をつくり、実用化した「テロメアテスト」という検査です。この検査でテロメア疲労度とテロメア強度を測定しますが、これを測れる検査は世界中でほかにはありません。この検査に関して田原教授の説くところをまとめますと、次のようになります。

健康と病気の間にある病気に向かっている状態を「未病」といいますが、未病の状態を検査して、病気の芽を事前に摘み取るためのテストです。テロメア強度のテストによって、被験者の遺伝子年齢（テロメア年齢）がわかります。その結果が悪ければ、加齢による疾患を予防する努力をよりいっそう高めなければなりません。またテロメア疲労度の測定で、被験者のからだが健康な状態と病気に近い状態のスケールのうちのどこに位置するのかがわかります。

テロメア強度もテロメア疲労度も、そのまま寿命を判定するものではありません。テロメア年齢が悪くても、テロメア疲労度を改善することで発病を予防して健康長寿を目指すことができますし、逆にテロメア年齢が良好でも、テロメア疲労度を悪化させるような生活習慣を続ければ発病を招き、寿命を縮めることになりかねません。

あくまでも、健康長寿に向かって生活習慣を改善するための指標としてこのようなテストが開発されているのだと、心得ていただきたいと思います。

また、テロメアの短縮化を防ぐ生活習慣の研究も、世界的に進んでいます。気持ちをリラックスさせてストレスから心身を守る時間を毎日つくること、ウォーキングなどの軽い有酸素運動を続けること、野菜や豆類、海藻などを使った食事を摂るようにすること、周囲の人との対話を心がけ、人間関係を円滑に保つこと、十分な睡眠時間を確保すること、などです。私がかねてよりおすすめしてきた生活健康法と同じです。「お酒やタバコでリラックスする」とおっしゃって、飲酒・喫煙を弁護する方は今でも少なくありません。しかしお酒もタバコも、細胞にストレスを与えるものであることをいま一度強調したいと思います。お酒は極力控えめに、タバコは厳禁です。

水を飲むことの大切さ

●体内の水の流れ

年齢や性別によって多少の差はありますが、人間の体の約60~70%は水でできています。

これは要するに、水のなかに細胞が浮いているようなもので、川や海、さらには水槽のなかで魚が泳いでいる状態にたとえてもよいでしょう。その水が悪ければ魚は病気になり、ひどい場合には死んでしまいます。

人間の体のなかには、体の機能を維持するための水の流れがあり、その流れが滞ると体調に異変が起きるのです。人間の体内の水の流れは非常に重要で、細胞の活力も水によって決まります。脳梗塞、心筋梗塞、便秘や消化器の病気にも、この体のなかの水の流れが関係すると考えられます。

体の細胞の内と外は水に満たされています。このうち3分の2は細胞内に存在する細胞内液です。残りの3分の1が細胞外液で、血液とリンパ液、細胞間液（細胞と細胞の間に存在）に分けられます。そしてこれらの水分が体に必要な栄養素や酸素を運んでいるのです。

口から入った水は、体内で吸収され、尿や便として、また皮膚を通して汗として、また呼吸によって肺から、体の外に出されます。

1日に体内に取り込まれる水は約2・4リットルで、内訳は飲み水約1・1リットル、食物からとる水分が約1リットル、栄養素が体のなかで燃えるときにできる水分が約0・3

リットルです。一方、体から出る水も約2・4リットルで、尿として約1・5リットル、大便として約0・1リットル、呼吸や発汗（皮膚からの蒸発）で約0・8リットルが排泄されます。

そのほかにも、人間の体のなかではさまざまな「水」が作られています。涙がそうです。またほとんどの消化器官は水を作る機能を果たしています。

まず口のなかで作られる唾液は1日に約1・5リットルです。胃では胃液が1日に1・5〜2・5リットル出ます。また十二指腸には、すい臓からすい液が1日に0・7〜1リットル、肝臓で作られた胆汁が1日0・5〜0・8リットル出ています。小腸では腸液が1日に1・5〜3リットル作られています。これらの消化液は消化酵素の働きを助け、体内に栄養素を取り入れるのにきわめて重要な機能を果たしています。

●魔法の水・万能の水、奇跡の健康食品などは無い

体内のこうした水の流れをスムーズにするためにも、良い水を適度に体内に取り入れることはとても大事です。

一方で私は、胃や腸の内視鏡検査を重ねてきて、以前から口から入る水と胃腸のがんと

は密接なかかわりがあるのではないかと考えてきました。

水とがんの関係などというと、何か怪しいもののように思われる方もおられることでしょう。たしかに世の中には、ある特定の健康補助食品や水を売るために書かれた誇大広告まがいの本が氾濫していて、それらを読むと、あたかもその健康食品や水だけですべての病気が治るかのように書かれていて、医師としてびっくりすることが多いのです。

患者さんやご家族の「わらにもすがりたい」という気持ちを利用して、「がんが消えた」「再発が予防できる」などとうたい文句を並べているのは許しがたいことです。残念ながら、とくに末期がんの人が特定の健康食品・水や民間療法によって完治することはありえません。「魔法の水」「万能の健康食品」など、どこにも無いのです。過度の期待をしたりさせたりするのはまったくのナンセンスです。もっとも、補助的に使うのならば問題ありません。

がんの治療は命にかかわることであり、あくまで西洋医学を基本に治療を受けていただきたいと思います。手術が必要なのに、ある種の健康補助食品や特定の水で治ることはありません。**西洋医学より治療効果が高いと科学的に実証された民間療法はないというのが事実です。**

以上の前提を強調した上で、長年の臨床経験をふまえて私が、あくまで「西洋医学の治療を補うもの」、あるいは「西洋医学だけではできないがんの予防に使えるもの」、つまり適切な西洋医学の診断と治療を進める過程でときに役立つ、健康を維持する「機能をもった水」として、注目し、研究している水についてお話ししたいと思います。

●ＡＣＭπウォーターの効果

ＡＣＭπウォーターへの注目

私が注目しているのは、ＡＣＭ社製のＡＣＭπウォーター（ＨＦ水＝ハイドロ・フェレート水＝二価三価鉄塩水）です。

きっかけは私のクリニック内のあちこちに置いたシクラメンの鉢の水やりにこの水を用いたことでした。そもそもＡＣＭπウォーターは、１９７０年代の初頭に、当時名古屋大学の農学部講師であった山下昭治博士（植物栄養学を基礎とした生命科学の研究者）が種子の発芽生育の研究のなかで発見された水です。

シクラメンの鉢がどれも2年目になっても生き生きとしている事実を見て興味をひかれたのです。もしかしたら人体にも良い影響を与えるのではないかと思い始めたところに、アメリカのＵＣＬＡドゥルー医科大学教授のＭ・ゴーナム博士（免疫学）らのグループによる研究成果が発表されました。

この研究は、９人のがん患者にＡＣＭπウォーター＝ＨＦ水を1年間飲んでもらい、ＮＫ細胞（ナチュラルキラー細胞、つまりがん細胞を攻撃する力をもつ細胞）がどう変化するかを調べたものです。結果は、**ＮＫ細胞は有意に増えて活性化することがわかりました。**そしてこの研究成果は、世界保健機関（ＷＨＯ）などが主催してフランスのニースで１９９８年に開かれた第4回国際腫瘍予防・予知シンポジウムで発表されました。

その後もこの研究は継続され、２００２年の米国癌研究学会や２００６年の米国免疫学会で成果が発表されています。

ＡＣＭπウォーターと胃がん予防

ゴーナム博士の研究成果を知って、私は、以前から飲料水の影響があるのではないかと考えていた胃がん予防などにこの水を使えないかと考えました。

２０００年から２００5年まで、３５４人の患者さんの同意を得た上で、ＡＣＭπウォーターを飲んでもらい（飲み水だけでなく料理や洗顔、浴室の水など、下水を除くすべての水をＡＣＭπウォーターにしてもらいました）、３年から5年にわたる経過観察を行いました。その354人を、これまで定期的に内視鏡検査を行ってきた3万7722人のコントロール群（一般水道水を飲んでいる人たち）と比較して、胃がん発生率を調べてみました。

結果は、コントロール群の人の胃がん発生率が1・25％であったのに対し、ACMπウォーターを3年間使用した人は0・59％、5年の人は0％でした。厳密な統計学的手法による比較ではないのですが、**ACMπウォーターに胃がんの予防効果があることを伺わせる数値は出ていると考えています。**

別のグループで、びらん性胃炎の発生率も比較してみましたが、πウォーターを飲んでいるグループと飲んでいないグループとの差はほぼ1対2でした。

内視鏡検査をした上での比較データとして、ACMπウォーターを飲んでいると、①胃がんになる可能性が低くなる、②胃の炎症を抑制できる、ことがわかります。

最近、これらの事実を証明すべく、UCLAドゥルー医科大学教授のM・ゴーナム博士にラットを使って発がん物質を飲ませる実験で食道がん、胃がんの発生率の比較を行っていただきました。その結果、**ラットの発がん実験にACMπウォーター（特殊液MRN-100A）を飲ませた群が飲ませない群より食道がん、胃がんの発生率が低いという**

結果が出て、これは米国の学会にて発表されました。これにより、私が実際の臨床で経験したことがゴーナム博士の実験により裏付けられたのです。

大腸内視鏡検査時に特殊ＡＣＭπウォーター（ACM smooth）を使用

特殊ＡＣＭπウォーター（ACM smooth）は便秘の解消にも役立ちます。腸を刺激するような下剤を長い間飲み続けていると、腸の反応も鈍くなり、だんだん薬の効果も薄れてきます。こういう人の腸を内視鏡で見ますと、正常な人よりかなり黒ずんでいることが多いものです。

医師の診断で下剤が必要とされた人は別ですが、自己判断で下剤の量を増やしたり、さらに長く使い続けたりするのはよくありません。そういう人に特殊ＡＣＭπウォーター（以下ACM smooth）を8週間ほど飲んでもらい、再度内視鏡検査をしたところ、黒ずんでいた粘膜が正常に戻ってきていました。

ところで、大腸内視鏡の検査では、検査前に腸内の洗浄のために短時間に1～2リットルの下剤を飲まなければならず、このことを苦痛に感じる人がけっこう多いのです。そこで、私のクリニックの職員を被験者として、1リットルのACM smoothを飲んで腸管洗浄をしてみました。結果は、腸のなかは綺麗になっており、問題なく内視鏡検査ができました。

そこでさらに、ACM smoothで腸管洗浄することに同意してくださった患者さん133人と、通常の仕方で腸管洗浄した130人の患者さんとに、腸管洗浄を苦痛と感じたかどうかを聞き取り調査しました。後者では32％が苦痛を感じたと答えたのに対し、ACM smoothを使った前者では2％にとどまりました。

また、実際に洗浄度を調べてみても、ACM smoothを使ったほうが有意にクリーン度が高かったのです。

これらの結果については、ACM smoothの興味深い使用法として、もう、10年以上も前ですが、大腸検査学会で学会発表も致しましたし、現在も大腸検査前の下剤がたくさんは飲めないという方に使用しています。

繰り返しになりますが、**「がんが消える」「難病が治る」ような「魔法の水」や「万能の健康食品」などはありません**。あくまでエビデンスにもとづく西洋医学による治療が主役であるべきです。そうした治療の補助として役立つ水や健康食品を注意深く使用することもありえるという話です。

●良い水を飲む習慣を

そして、良い水を十分に飲むことが大切だということも、もう一度強調しておきたいと思います。体のなかの水の流れをつねになめらかにしていくことは、全身の細胞を生き生きと保つための基本なのです。

脳梗塞や心筋梗塞は、血液が減って十分に流れず、かたまりができてしまうことが原因です。消化管の水の流れも、食物の消化、栄養素の吸収、老廃物の排泄などに大事な役目を果たします。

私はACM社〝超水〟のπウォーターをペットボトルにボトリングした水を、1日に1・5リットル飲むようにしています。毎食前に飲むコップ2杯をベースにしています。

πウォーターは吸収が良いためにおしっこが近くなりますが、これは利尿作用があるからではなく、あくまで体内への吸収の良さの証明ですから、心配する必要はありません。老廃物の排泄を促し、新陳代謝を改善して健康を保っているのだと考えて、むしろ良いことだと受け止めてください。排尿のペースについては、日々の生活のリズムに合わせて飲み方を調節するようにすれば問題はありません。

●シーガルフォー

水に関してもうひとつお伝えしたいのが、アメリカのゼネラルエコロジー社の開発した飲料水の浄化媒体〝ストラクチャード・マトリックス〟を使った、シーガルフォーという浄水システムです。

ゼネラルエコロジー社の創設者リチャード・T・ウィリアムスは、1960年代にカリフォルニア大学ローレンス放射能研究所（現　米国エネルギー省ローレンス・リバモア国立研究所）において、核爆発時に発生するきのこ雲のなかに含まれる物質の研究プロジェクトに参画し、粒子を捕獲するための新しいフィルターの開発や、捕捉した分子を振り分ける技術の開発に携わりました。そしてその技術を応用して、「身体に有害な物質のみを選別して除去する」ことのできる浄水媒体である〝ストラクチャード・マトリックス〟の開発に成功したといわれています。

シーガルフォーの浄水器は、人体に有害な化学物質はもちろん、殺菌という方法を使わずに細菌・ウイルスまでも、99・9999％以上除去するとされています。除去される有害な化学物質のなかには、青酸カリなどの猛毒も含まれており、放射性物質に対しても有効性が検証されています。

慣れない土地での生活や、体調や環境の関係で飲用水にとくに気を付けなければいけないときに、こういう優れた浄水器を活用することをおすすめしたいと思います。

なお、この浄水器は有害物をフィルターするという機能では最高のものだと思いますが、水の質を変えるわけではないので、私は前述のＡＣＭπウォーターと両方使用して最高の水を飲むことにしています。

危険な脱水症

人の体と水との関係で一番注意しなければいけない状態が脱水症です。体内の水分が不足する脱水症は、水分の摂取不足だけでなく、多量の発汗、下痢によっても起こります。

●〝脱水〟要注意のケース

発汗を促進する代表がサウナです。サウナに入って多量の発汗を強制的に行うと、血管内の水分も当然減って血液が濃くなります。いわゆる〝ドロドロ状態〟になるわけで、血栓ができて脳梗塞や心筋梗塞などが起こりやすくなります。実際に長嶋茂雄巨人軍終身名誉監督、歌手の西城秀樹さん、元大関若嶋津の二所ノ関親方らの皆さんがサウナの後、脳梗塞で倒れています。

朝起床後すぐのランニングも危険です。寝ている間に呼吸や発汗などにより1000ミリリットル程度の水分が失われるため、**起床時は脱水状態にあります**。とくに前日アルコールを摂取した場合などは、朝起きて強い口渇を感じるはずです。これはアルコールによる利尿作用のため、飲んだ水分よりはるかに多い水分が尿として体の外に出るからです。

飛行機での長時間の移動も要注意です。飛行機の機内は乾燥しており、長時間にわたってついつい水分摂取がおろそかになります。さらに体を動かさないため血流がうっ滞して、エコノミークラス症候群や脳梗塞が発生しやすい状態になるので要注意です

●脱水状態を把握しよう！

これらの危険を防ぐためには、前もって十分な水分を補給することが必要なのですが、ではいったいどのぐらい水分を取ればいいのかという問題が発生します。そのためにはまず脱水の状態の把握が必要になります。血液検査を行えば一目瞭然なのですが、家庭や乗り物のなかでは不可能です。これを、簡単に判別する良い方法があります。

それは尿の色です。脱水状態になると、人間の体は生命維持のために水分の喪失を防ぐよう、腎臓において生成される尿のうち水分を再吸収し水を体のなかに保持し、老廃物を濃縮して体の外に出そうとします。これにより尿の色が濃くなります。

したがって、尿の色を観察することによって脱水状態が把握できます。**尿の色が透明かもしくは淡い黄色の場合はほぼ安心してよいですが、尿の色が黄色であれば〝脱水の黄色信号〟**と捉え、すぐに水分を摂取してください。**尿の色が濃い黄色や、茶褐色で泡が立つなどの場合は〝赤信号〟**であり、緊急に水分を多めに摂る必要があります。

尿の色を観察する際に注意しないといけない点があります。ひとつはアルコールとの関係です。アルコールを摂取した直後は、アルコールが水分を多量に連れて尿に出るので尿の色は一時的に透明になります。一方でビタミン剤やこれを含むドリンクなどを摂った場合は、脱水がなくても尿の色が黄色になり、けっこう紛らわしいのです。

これらを見分ける良い方法があります。手の甲の血管の張り具合、皮膚のしわです。手の甲にはたくさんの静脈があり、体の水分量が十分だと手の甲の血管がふっくらとふくらんでよく見えますが、**脱水になると血管がぺっちゃんこになり見づらくなります。**日頃から血管がふくらんでおらず、点滴や採血時になかなか針が入りづらいという方は、慢性の脱水症なので常時水分を多めに摂ることが必要です。**女性の方でよく膀胱炎を起こす方も水分摂取不足なので注意してください。**

それから皮膚の張り具合も大切です。脱水になると皮下組織の水分も減少します。すると皮膚がしわしわになり、いわゆる〝ピチピチ感〟（＝皮膚の張り）がなくなります。**手で皮膚をつまんでみて皮膚の戻りが遅ければ脱水です（専門用語でツルゴールの低下といいます）。**

このように、簡単な方法で体の脱水状態を把握できるのです。是非日頃から注意して脳梗塞や心筋梗塞から身を守りましょう。

ただし、ここで注意しなければならないことがあります。心不全のように心臓が悪い方や慢性の腎不全があって医師から水分制限を受けている方は、多量の水を摂るのは危険なので担当医師の指示に従って、適量の水分を摂るようにしてください。

脳梗塞予防に納豆

私が、十分な水を摂取する以外に行っている脳梗塞予防法があります。それは皆さんご存じのナットウキナーゼという健康食品です。私はＮＫＣＰ（大和薬品社製）というナットウキナーゼを脳梗塞予防として使用しています。

日本古来の伝統食に納豆があります。納豆の歴史をひもとくと、単なる食品としてではなく、まさしく健康食品として広く食されていたことがうかがえます。「かぜの引きはじめに納豆汁」「納豆好きの医者いらず」など、納豆が身体に良いことを表すことわざがたくさん残されています。納豆は日本人にとって、食文化の歴史そのものといえます。その有効成分として重要なのがナットウキナーゼなのです。

●ナットウキナーゼの発見

ナットウキナーゼの発見は、昔ある科学者が人工血栓の上に納豆を置いたところ、たった2時間で直径２cmを上回る大きさで血栓が溶けたことに始まります。ほかの食品には、これほど人工血栓を溶かすものがなく、納豆には血栓を溶かす強力な酵素が含まれているという結論に至り、１９８０年のナットウキナーゼの発見、命名につながるわけです。

ナットウキナーゼが発見されて、納豆ブームの一因となるわけですが、単に納豆を食べればナットウキナーゼと同様な働きが期待できるわけではありません。納豆にはさまざまな栄養素が含まれていて、健康に資する食品ではありますが、一方で**血液の凝固に働くビタミンK_2の含有量も高く、**血液凝固抑制の作用を弱める成分も含有しています。つまり、**血栓ができるのを抑制する成分をもちながら、その作用を弱める成分も併せもっています。**

また、市販の納豆は、商品によって身体に良いとされる成分の含有量にバラつきがあることがわかっています。

●ナットウキナーゼの種類

ナットウキナーゼが発見された当初、納豆から産生される酵素は1種類と考えられていましたが、以降１９９０年までに納豆が産生する酵素の種類は、５種類存在することが論文発表されました。皆さんが耳にされるいわゆるナットウキナーゼの酵素名はサブチリジンプロテアーゼといいますが、まったく別の酵素〝バチロペプチダーゼＦ〟も産生されます。ナットウ菌産生タンパク質を産生する条件でナットウ菌を液体培養し、この培養液からナットウ菌および不溶物の除去を行い、機能性タンパク質〝バチロペプチダーゼＦ〟を一定に調整した後、凍結乾燥し粉末化した製品がＮＫＣＰです。

●ＮＫＣＰの効果

いわゆるナットウキナーゼといわれるサブチリジンプロテアーゼとＮＫＣＰに一定量含まれる〝バチロペプチダーゼＦ〟は、納豆から産生される酵素ですが、酵素の種類が異なるだけでなく、働きも違います。ＮＫＣＰでは、①**血栓を溶かす働き＝〝血栓溶解作用〟、②血栓を作りにくくする働き＝〝抗凝固作用〟、③血液の粘り気を下げる働き＝〝血液粘度低下作用〟、の3種類の働きが科学的に証明されています。**また、ＮＫＣＰには収縮期血圧、拡張期血圧をともに低下させる作用や肩こり、腰痛、四肢の冷感のような症状の改善作用があることが科学的に証明されています。これらは、いわゆる一般のナットウキナーゼについては有意な変化は見られません。

これらのことから、私は、ＮＫＣＰは従来からあるナットウキナーゼをはるかに凌ぐ新世代のナットウキナーゼではないかと考えています。私は、ＮＫＣＰを製造している大和薬品株式会社の会社としての姿勢、製品の効果、製品の安全性に納得し、ＮＫＣＰ

の安全性に関する研究の一部を担当しました。NKCPについて、単回投与毒性、反復投与毒性、抗原性、ワーファリンとの相互作用（以上ラット）、抗原性（モルモット）、ヒト長期摂取、ヒト過剰摂取など各種安全性の試験を実施しておりますが、その結果問題となる事項はなく、とくにワーファリンとの相互作用については、生活習慣病を有する通院患者の摂取前後の血液検査において、検査数値上で異常は見られませんでした。これは、疾病治療中でも安心して摂取できることを証明しています。

ワーファリンは、抗凝固薬といい、静脈血栓症や肺塞栓症などの治療や予防に用いられますが、ビタミンKと拮抗性があります。したがって、ワーファリンを服用している方はビタミンKを含む納豆や青汁やクロレラを食べてはいけないのです。この他に抗血小板薬のアスピリンなどがあります。これらの血栓症治療に使用するお薬は、治療効果は確かにあるとは思いますが、身体が出血傾向となる危険性があります。

NKCPは、ビタミンKがほぼ除去されているので、ワーファリンを併用で服用しても問題ないという点が他のナットウキナーゼのサプリメントと大きく異なるところです。

それだけではなく、血栓症治療薬とは違い、出血傾向になる危険性はきわめて低く、血栓症を予防する安全な食品と考えられるので、ちょっと抗凝固剤を飲むのは怖くて嫌だという方でも気軽に摂取できるのです。

このＮＫＣＰは、さらに「癌細胞遠隔転移抑制剤」（特許番号４３８３８２２）、「糖尿病治療薬」（特許番号４３０９１０８）など、いろいろな特許を取得しています。これらは血栓形成を防ぐことによると思われます。というのは、血管のなかにあってぐるぐると体内を回っているがん細胞がほかの臓器に転移するためには、血管に付着して血管を通り抜ける必要があるのですが、このがん細胞が血管に付着する際に血栓が必要なのです。ＮＫＣＰはこの血栓を溶かす効果をもっています。この作用は糖尿病における血管障害を防ぐためにも有効だと思われます。

私が、ことさらに脳梗塞予防にこだわっているのには理由があります。**脳細胞は一度破壊されるとなかなか簡単に修復できず、麻痺や失語症など重大な後遺症が残るからです。**がんは綺麗に切り取ってしまえば完治しますが、脳はそういうわけにいかないからです。

大豆食品のがん予防効果

●肺腺がんの予防

エストロゲンが肺腺がんに影響を与えることから、化学構造が似ていて、大豆食品に多くふくまれるイソフラボンの働きが注目されています。当初はイソフラボンを多く摂るとエストロゲンが関与するがん、すなわち肺腺がん、乳がんになりやすいなどという風評被害がありました。

イソフラボン摂取で、エストロゲン作用が増加するように思えますが、肺がんについては不思議なことにその反対なのです。国立がん研究センターの調査によれば、イソフラボン摂取量48㎎／日のグループは、9㎎／日のグループと比較しての肺がん発症リスクが、非喫煙男性では半分以下の約43％、非喫煙女性では約67％と、はっきり予防効果が見られました。喫煙者の場合には、イソフラボン摂取の効果は見られません。**予防のためにはまず禁煙すること。そして、イソフラボンを多く摂ることが大切です。**イソフラボン48㎎とは、豆腐なら160g、1丁の半分弱。納豆なら1パックと3分の1です。

●乳がんの予防

一方乳がんの研究でも、みそ汁の摂取が多いほど、乳がんになりにくいとの結果が出ています。アンケートの「みそ汁」、「大豆、豆腐、油揚、納豆」の項目を用いて大豆製品の摂取量を把握し、その後に発生した乳がんとの関連を調べた研究がなされました。食べる量の一番少ない人を1として、それ以上食べる人が何倍乳がんになりやすいかを示しました。たとえば1日3杯以上みそ汁を飲む人たちで乳がんの発生率が0・6倍、つまり40％減少しているのです。これらの値は、乳がんに関連する他の因子（初潮年齢や妊娠回数など）の影響を取り除いて計算しています。「大豆、豆腐、油揚、納豆」では、はっきりした関連が見られませんでしたが、「みそ汁」ではたくさん飲めば飲むほど乳がんになりにくい傾向が見られました。

これらの理由として、以下のことが考えられます。イソフラボンはその構造がエストロゲンに似ていますが、その働きはもともと体内に存在するエストロゲンの量によって異なり、臓器によってもさまざまです。もともとエストロゲンレベルが低い男性ではエストロゲン作用を、逆にエストロゲンレベルが高い女性ではエストロゲンを妨げる作用（抗エストロゲン作用）をするのではないかと推測されます。

【付記】　本書は、病気の早期発見を説くことに主眼を置いたため、食事法についてはあえて基本的な方向性を示すにとどめました。以前よりロングセラーとなっている、私の恩師である新谷弘実教授の『胃腸は語る』（弘文堂、１９９８年）を参考にしていただくのはもちろんのこと、最近出版された牧田善二博士の『医者が教える食事術最強の教科書』（ダイヤモンド社、２０１７年）にも、私の推奨する食事法とほぼ一致する考え方が述べられています。ともに多くの臨床経験から導き出された書であり、参考にしていただきたいと思います。

あとがき

いま本書を書き終えて、肩の荷を下ろしたような安堵感を味わうと同時に、読者のみなさんにどこまで届いているだろうかと、少しばかり不安を感じてもいます。一書をまとめるという仕事は、私が日常の診療のなかで内視鏡を扱うようにはゆかない、というのが偽らざる実感です。

内視鏡や消化器分野の診療のことをいうならば、若い頃から現在に至るまで、長年の研鑽と不断の修練とを積み重ねて、いささか自得するところがあり、客観的な評価もいただいてきました。また文章を書くという行為も、それが専門の学術論文を執筆するということであれば、学生時代以来きちんと基本的な訓練を受けてきており、戸惑うことはありません。でも、広く一般の読者に向けて何かを書くという作業は、どこか自分のテリトリーとは異なる場所で土俵に上がっているような気分を喚起するものです。私の不安はそこに起因するのかもしれません。

さはあれ、私は、普段診察室で患者さんに語るようにして本書を書き進めてきました。患者さんの疑問に答え、その揺れ動くお気持を静めるように、紙面の向こうにいる見えない方々に語りかけてみました。その私の意図がどこまで本書に血肉化しているか、読者の心のどこまで届いたかは、みなさんのご判断に俟つしかありません。

ニューヨークのベス・イスラエル病院への研修留学等を通じて、内視鏡技術のみならず予防医学の根本を教えてくださった新谷弘実博士、先進の腹腔鏡手術をご指導くださった北野正剛大分大学学長、細胞の根源である病理学を通じて病気の仕組みを説いてくださった住吉昭信宮崎大学前学長、真心のこもった診療を教えてくださった南九州のブラックジャックと言われた宮路重和医療法人春光会理事長に、あらためて心から感謝いたします。また、高度な医療の現場を正確・細心の技術と心配りとで支えてくれているわがクリニックの看護チーム、事務管理チームのみなさんにも、ここでお礼を述べておきます。

最後になりましたが、本書の執筆は、弘文堂の鯉渕年祐会長のお勧めによるものです。また鯉渕友南社長からは、本書の内容について貴重なご示唆をいただきました。お二人のご高配に厚く御礼申し上げます。編集、造本や販売にご尽力くださった浦辻雄次郎氏ほか弘文堂のスタッフの方々にも感謝いたします。

2018年8月

掛谷　和俊

【著者紹介】

掛谷和俊（かけたに・かずとし）

1958（昭和33年）年、大分市生まれ。

1982（昭和57年）年、宮崎医科大学卒業後、同大学住吉昭信教授の下で臨床病理学を学び、1984年大分医科大学第一外科学教室入局。外科手術や麻酔の修練を積む。

1990年、消化器がんの研究で医学博士号（大分医科大学）を取得。

1994年、米国ベス・イスラエル病院に留学しアルバート・アインシュタイン医科大学教授新谷弘実博士に師事、新谷式大腸内視鏡検査を完璧にマスターする。以後、年間5000～10000例、通算20万例を超える胃腸内視鏡を無事故で実施するとともに年間500例以上腹腔鏡下手術に携わるなど豊富な臨床経験をもとに、1997年現クリニックを開設し消化器疾患の診療のみならず、他科のすぐれた医師とも連携しつつ高度先進的な医学の臨床への適用に注力する。

現在、医療法人荘和会理事長兼半蔵門胃腸クリニック院長、日本内視鏡外科学会評議員、日本消化器病学会専門医ほかを務める。

名医が教える**病気の見つけ方**
——匠の技術と高度先進医療との融合

2018（平成30）年10月15日　初版1刷発行

著　者　掛 谷 和 俊
発行者　鯉 渕 友 南
発行所　株式会社 弘 文 堂　101-0062 東京都千代田区神田駿河台1の7
TEL03(3294) 4801　振替00120-6-53909
http://www.koubundou.co.jp

装　幀　水木喜美男
印　刷　大盛印刷
製　本　井上製本所

ISBN978-4-335-65183-0